Helen Purperhart

Illustrationen: Barbara van Amelsfort

*Spielereihe
Meine stärksten ...*

Meine stärksten
Yoga-Übungen

Ruhe und Konzentration
in Schule, Jugendarbeit und Familie

rex verlag luzern

Die Übungen in diesem Buch sind unbedenklich, wenn die Anweisungen befolgt werden. Bei Fragen zu Yoga erkundigt man sich am besten bei einem Yogalehrer oder einer Yogalehrerin in der Umgebung.

© Originalausgabe 2005 und überarbeitete Ausgabe von 2009 Helen Purperhart, Het yoga-aventuur voor Jongeren, Panta Rhei, Katwijk (NL)

Bibliografische Information der Deutschen Bibliothek
Die Deutsche Bibliothek verzeichnet diese Publikation in der deutschen National-bibliografie; detaillierte bibliografische Angaben sind im Internet über www.d-nb.de abrufbar.

Übersetzung: Annette Leimer, Huttwil
Lektorat: Markus Kappeler, Emmen
Illustrationen Umschlag: Barbara Hömberg, Hamburg
Illustrationen Innenteil: Barbara van Amelsfort
Layout: Andrea Landis, Cham
Gesamtherstellung: Brunner AG, Druck und Medien, Kriens

© 2010, rex verlag luzern
I. Auflage
www.rex-verlag.ch
ISBN 978-3-7252-0885-2

Inhaltsverzeichnis

Die Weisheit meines Körpers

Als Kind machte ich Pirouetten und Purzelbäume,
ich tanzte, lief auf den Händen,
schaukelte kopfüber vor und zurück am Reck,
machte den Kopfstand, Handstand und schlug das Rad.
Ich träumte vom Zirkus, vom Schweben auf dem Trapez.
«Schenk ihr keine Beachtung!», sagte meine Schwester,
«sie kann nichts dafür, sie hat keine Knochen in ihrem Körper.»

Dann kam die Pubertät: rotes Blut, fremd und unerwartet.
Knie zusammen halten, Füße am Boden.
Erwachsen werden, nicht kindisch sein, mich benehmen.
Gehen wie eine Dame, aufrecht sitzen.
Alle schauten mich an, ich machte es nicht richtig.
Scham, Scham, Scham.
Ich gehe aus meinem Körper.

Jahrelang habe ich die Rhythmen meines Körpers nicht gefühlt:
Ebbe und Flut, Strecken und Wachsen,
alles zirkuliert nach seinem eigenen, geheimen Plan.
Muskeln, Drüsen, Organe, Blut und Atem,
alle klopfen und scheiden Feuchtigkeit aus, ziehen sich zusammen und springen auf.
Magische verlangende Übergänge nach Impuls, nach Aktion.
Ein Gedanke setzt Billionen von Reaktionen in meinen Körperzellen in Gang,
meine Arme in die Höhe bewegt oder meine Füße nach unten.
Jedes Mal, wenn ich meine Hand nach jemand anderem ausstrecke,
geschieht ein Wunder in zahlreichen Dimensionen,
Energie und Aura, Knochen und Muskeln, Verlangen und Hunger,
alles in einfache Handlungen umgesetzt.
Wie konnte ich so lange abwesend sein,
außerhalb meines wahren Ichs?

Keine Zeit mehr für Bedauern.
Nur noch Zeit, um wach zu sein,
mich des Genusses bewusst zu sein,
die verlorene Tochter zu sein, die in meine eigenen, liebevollen Arme zurückgekehrt ist.
Die subtile Erfahrung von Haut,
der langsame Genuss von sich streckenden Muskeln,
die Intensität von tanzender Energie.
Zeit, um über den Boden zu rollen, im Kreis zu drehen,
erkunden, genießen, erfahren, fühlen.
In meinem Körper ankommen.

Aus: «De wijsheid van je lichaam» (Die Weisheit deines Körpers) von Pamela Free,
Verlag Ankh-Hermes te Deventer

Persönliche Gedanken zum Yoga mit Kindern und Jugendlichen

Ihre wilden Haare tanzten während unseres Workshops in der Sonne. Es ist immer noch ein Fest, mit ihr unterwegs zu sein, zusammen Spaß zu haben, Neues zu entdecken und so in Entwicklung zu bleiben. In den vier Jahren, seit ich mit ihr regelmäßig unterwegs bin, ist jede von uns auf ihre eigene Weise gewachsen. Ich bin überzeugt davon, dass es ein Geschenk ist, wenn man mit gleichgesinnten Menschen Erlebnisse teilen, besprechen und verarbeiten kann. Im Leben geht jede von uns auf die Suche nach einem bestimmten Ziel. In all unseren Begegnungen sind wir dahintergekommen, dass dieser Weg ganz wichtig ist. Das Verrückte daran ist, dass unsere Generation sich erst jetzt mit solchen Weisheiten beschäftigt, während es ideal wäre, schon im jugendlichen Alter mehr Einsicht in Leib und Leben zu haben. So könnten Körperbewusstsein und Entspannung früher wachsen. Die heutige Entwicklung im Yogaland kommt wie gerufen. In Schulen wie zu Hause fällt die Erziehung von Kindern schwer. Kinder rufen um Hilfe beim Entdecken des eigenen Körpers.

Helen und ich machen mit den Kindern, bei denen wir in der Primarschule zu Gast sind, ein tolles Spiel. Kinder blühen bei den einfachsten Übungen auf, ihre Augen leuchten, wenn sie sich ihrer selbst bewusst werden. Wir können mit Yoga den Kindern etwas Liebe zu sich selber beibringen. Zugleich halten sie uns einen Spiegel vor, wenn wir zu ernsthaft sind. Eigentlich liegt es auf der Hand: jede und jeder mag wieder zum Kind werden. Deshalb wollen die Jugendlichen nicht zurückstecken und auch selber erfahren, dass es mehr gibt als rumhängen. Dass es normal ist, einander respektvoll zu berühren oder zu pflegen. Dass es schön und lehrreich ist, aufeinander zu hören. Helens Gabe liegt darin, dass sie im Umgang mit pubertierenden Jugendlichen große Einsicht hat. In ihrem Buch gibt sie den Lesern und Leserinnen mit Vorbildern und Spiegeln Ideen, um die Übungen richtig auszuführen. Eigentlich ist es ein zweischneidiges Schwert: Die Jugend gibt den Erwachsenen die Möglichkeit, sie in Yoga zu unterrichten, wodurch beide wachsen. Ein anderer Vorteil für Jugendliche, die Yoga machen, ist: Yoga kann man ganz einfach für sich allein im Zimmer machen. Es ist befriedigend, wenn man merkt, dass man fähig ist, in diesem Alter selber Dinge zu lösen und zu fühlen. Die Beschäftigung mit dem eigenen Körper ist eine Offenbarung und gibt einen richtigen Kick.

Die Reise durch das Bewegungsland habe ich Helen zu verdanken. Außer dem Malen nimmt sie mich an unterschiedliche Workshops mit. Wir erfahren jeweils dasselbe wie die Kinder und Erwachsenen, die am Workshop teilnehmen: Entspannung, Einsicht und Liebe zu sich selbst. Die schönste Botschaft, die wir einander beibringen, ist füreinander zu sorgen und sich selbst zu lieben, damit wir das den anderen weitergeben können. Tanzend gehen wir weiter, und wir fürchten uns weder vor dem Fehlermachen noch vor einer Entschuldigung. Wir bleiben unbefangen und sehen unsere Familien mitwachsen. Wir zeigen, dass wir Frauen sind, stark und flexibel. Helen, danke, dass du meine Freundin bist; lass uns einander stets daran erinnern, auch Kind zu sein.

Emeke Buitelaar, August 2005

Vorwort der Autorin

Ich heiße Helen Purperhart, bin Mutter von Nina (1994) und Carmel (2001),
Pädagogin und (Kinder-)Yogalehrerin. Ich habe an der HBO-J studiert mit dem
Schwerpunkt Gesellschaftslehre in der Lehrerausbildung und danach rund zehn
Jahre an einer Schule für schwer erziehbare Jugendliche in Amsterdam gearbeitet. Als Jugendliche kam ich selber zum ersten Mal mit Yoga in Kontakt. Ich erin-
nere mich, dass ich das zuerst eine seltsame Tätigkeit empfand: Auf der Matte
liegen, Kontakt mit dem Boden suchen und Ähnliches fand ich blöd. Ich vermisste
zudem den Anschluss an Gleichaltrige, denn die Stunde war für Erwachsene. Ich
habe dieses Erlebnis lange ruhen gelassen. Als ich 1992 schwanger wurde, be-
suchte ich Yoga für Schwangere. Ich entdeckte, wie ich mit Hilfe von Yoga lernen
konnte, mich zu entspannen. Yoga zog mich an, und ich beschloss, eine Ausbildung als Yogalehrerin zu besuchen. Von Anfang der Ausbildung an war mir klar,
dass ich mit Jugendlichen arbeiten wollte, da ich als Lehrerin für Gesellschaftslehre und Jugendarbeiterin ausgebildet bin. Ich begann an der Schule, an der ich
arbeitete, Jugendlichen Yogaunterricht zu erteilen. Zunächst dachte ich, es wäre
schwierig, Jugendliche für Yoga zu motivieren, weil ich mich an meine Erfahrung
aus meiner Jugendzeit erinnerte. Anfangs mussten sie lachen, sie mussten sich an
die Übungen, das Stillsitzen und das Kontrollieren ihrer Gedanken gewöhnen. Zu
meiner großen Überraschung gingen sie entspannt aus der Stunde und fanden
es eine gute Erfahrung. Yoga wurde schließlich zu einem festen Bestandteil des
Stundenplans, für den sich die Jugendlichen einschreiben konnten.
Seit 2000 leite ich Jip & Jan Kinderyoga in Almere und kombiniere meine
Arbeit als Pädagogin mit Yogaunterricht für Kinder und Jugendliche. Ich leite
eine Ausbildung von Lehrpersonen für Kinderyoga und Yoga für Jugendliche. Ich
habe verschiedene Bücher über Kinderyoga geschrieben sowie Karten und CDs
entwickelt als Grundlage dieser Ausbildungen. Ich möchte Menschen inspirieren,
Yoga für Kinder und Jugendliche auf ihre besondere Weise in die Gesellschaft zu
bringen.
Dieses Buch widme ich meinem Mann Marc Leeser, der mir hilft, auf meinem
Weg zu bleiben, sowie meinen Töchtern Nina und Carmel, die mir stets einen
Spiegel vorhalten, dank dem ich mehr Einsichten über mich gewinnen und
mich besser verstehen kann. Ich danke Sanna Maris für die Erlaubnis, Teile
ihrer wissenschaftlichen Untersuchung zu verwenden. Es war eine schöne Zeit
der Zusammenarbeit anlässlich der Yogastunden auf der VSO-ZMOK-Schule in
Amsterdam. Emeke Buitelaar danke ich für das Vorwort und die vielen Abenteuer,
die wir zusammen erleben dürfen, Barbara van Amelsfort für die erfreuliche
Zusammenarbeit und die hilfreichen Illustrationen. Schließlich geht mein Dank
an Sophie van der Zee, Marion Gravendaal, Leonieke und Elly de Wildt-Dienske,
von denen ich positive Rückmeldungen erhielt bei der Vollendung dieses Buches.

Helen Purperhart, August 2005

Teil 1
Informationen zur Yogaanimation

Einführung

Yoga für Jugendliche wird immer beliebter. Yogalehrer und -lehrerinnen lassen Jugendliche oft in Erwachsenengruppen mitmachen. Es macht jedoch mehr Spaß, mit Gleichaltrigen Yoga zu praktizieren. Weil die Nachfrage nach Ideen für Yogastunden mit Jugendlichen stets zunahm, entstand die Idee für dieses Buch. Es ist ein praktisches Buch für alle, die mit Jugendlichen zwischen 12 und 18 Jahren arbeiten, und kann ohne viel Vorbereiten eingesetzt werden.

Im ersten Teil des Buches geht es um den achtfaltigen Yogapfad mit den Yogalebensregeln. Daneben gibt es viele praktische Tipps für den Yoga-unterricht bei Jugendlichen. Als Abschluss dieses Teils werden die Ergebnisse einer wissenschaftlichen Untersuchung von Sanne Maris aus dem Jahre 2004 vorgestellt.

Im zweiten Teil des Buches werden Übungen beschrieben, die den Jugendlichen helfen können, ein stärkeres Bewusstsein zu entwickeln. Sie lernen ihren Körper kennen und was zur Entspannung führt. Dadurch kann der Stress abgebaut oder ihm vorgebeugt werden. Die Aufwärm-übungen in diesem Teil sind eine Vorbereitung auf die Yogapositionen im dritten Teil.

Die Yogapositionen im dritten Teil sind der Kern dieses Buches. Sie helfen, den Körper gesund und geschmeidig zu machen. Unter «Wirkung» wird angegeben, wofür sich welche Übung besonders gut eignet. Beim Part-neryoga ist die Arbeit zu zweit wichtig, und bei den Yogagrüßen werden mit Hilfe einer Bewegungsabfolge Bewegung und Atem aufeinander abgestimmt.

Im vierten Teil finden sich Atem- und Entspannungsübungen. Das Buch wird mit ein paar geleiteten Meditationen sowie Weckübungen abge-schlossen.

Warum Yoga mit Jugendlichen?

Jugendliche zwischen 12 und 18 Jahren wollen auf der Suche nach ihrer eigenen Identität sich selber kennen lernen. Sie beginnen, Verantwortung zu übernehmen: über sich, ihr eigenes Leben und ihre Zukunft. Es ist die Zeit der Konflikte mit Eltern, mit Lehrpersonen und anderen Autoritätspersonen über Musik und Kleider, ja grundsätzlich über Regeln der Lebensführung. Die Beziehung zu den Eltern verändert sich langsam in eine gleichwertigere Beziehung. Jugendliche orientieren sich verstärkt an der Außenwelt und stürzen voller Selbstvertrauen ins Abenteuer. Sie bleiben stets länger von zu Hause weg, entdecken die Welt, knüpfen Freundschaften und persönliche Beziehungen, treffen wichtige Entscheidungen. Während der Pubertät sind Jugendliche unsicher, weil sie meinen, sie müssten auf eine bestimmte Weise aussehen oder sich auf eine bestimmte Weise verhalten. Sie erfahren, wie sie dank ihren eigenen Gedanken und Gefühlen mit diesen neuen Erfahrungen umgehen können. Oft haben sie ein gespaltenes Gefühlsleben: einerseits können sie die Erwartungen anderer noch nicht ganz erfüllen, andererseits auch nicht die Anforderungen, die sie an sich selber stellen. Dazu fehlt ihnen noch Erfahrung und Möglichkeit: sich anpassen, akzeptieren, mitmachen wollen, aber auch zurückweisen, sich abgrenzen, das alles spielt dabei eine wichtige Rolle. Oft denken Jugendliche, sie seien schon selbstständig, aber haben gleichzeitig Angst, etwas Vertrautes, zum Beispiel das elterliche Haus oder das Kindsein, wirklich loszulassen. Es ist verwirrend: Jugendliche denken, sie seien erwachsen, und trotzdem brauchen sie noch immer Begleitung.

Es ist kein einfacher Lebensabschnitt, das Treffen von Entscheidungen ist schwierig und manche Jugendliche haben Mühe damit, dass die Gesellschaft so hart sein kann. In der Schule wird viel Druck gemacht. Zwischenexamen sind wegweisend für die künftige Karriere. Jugendliche, denen es nicht wohl ist in ihrer Haut, verlieren durch die zusätzlichen Belastungen, denen sie überall ausgesetzt sind, das Gefühl für ihren Körper. Sie haben Mühe, ihre Hausaufgaben entspannt zu erledigen und sich wohl zu fühlen. Nicht nur in der Schule wird Leistung erwartet, eine Lawine von Informationen und Möglichkeiten stürzt auch in der Freizeit auf die Jugendlichen ein. Den ganzen Tag kann man sich mit Fernseher, Computer, Mobiltelefon und iPod vergnügen. Viele Jugendliche meistern dieses überaktive Leben prima, aber es gibt auch eine große Gruppe, die das nicht kann. Durch die vielseitigen Ablenkungen, denen sie ausgesetzt sind, verlieren viele Jugendliche ihr Ziel aus den Augen und haben Probleme mit einer Gesellschaft, die immer mehr von ihnen fordert. Solche Belastungen äußern sich oft in körperlichen Beschwerden und einem negativen Selbstbild. Ruhelosigkeit, Kopf- oder Bauchschmerzen ohne besondere Ursache, auch schlechte Laune entstehen. Junge Menschen können dadurch lustlos werden oder anhänglich, sich anmaßend verhalten oder werden unruhig und gequält von einem ständigen Strom störender Gedanken. Es sind oft unangenehme Gedanken, die sie nicht mehr loslassen und sie ermüden. Solche Jugendliche schaffen es kaum, sich der vielen Reize zu entziehen, und verlieren dabei auch das Gespür für die Bedürfnisse ihres eigenen Körpers und ihrer Seele. Es ist deshalb wichtig, dass sich Jugendliche bewusst werden über sich selbst, über die Einflüsse von außen und über die Welt, in der sie leben. Yoga kann ihnen dabei echt helfen.

Der achtfache Yogapfad

Mit Hilfe von einfachen Formen von Disziplin und Selbstbeherrschung, begleitet von körperlichen und geistigen Übungen, bietet Yoga einen Weg, um den zu großen Gedankenstrom langsam zur Ruhe zu bringen. Diese Erkenntnis ist im achtfachen Yogapfad zusammengefasst. Die ersten zwei Schritte des achtfachen Pfades sind die Yogalebensregeln. Es geht dabei um Achtung vor sich selber, seiner Umgebung und der Gesellschaft. Diese Regeln werden gegen Ende dieses Kapitels ausgeführt und für die Familie verständlich gemacht. Die sechs anderen Schritte des achtfachen Pfades setzen den Prozess von Körperbewusstsein und Konzentration in Gang. Es sind dies Körperstellungen, Atemübungen, Verschlüsse, Konzentration, Meditation und Hingabe. Diese werden nicht einzeln behandelt, sondern in allen Kapiteln des Buches berücksichtigt.

Die Yogaphilosophie wurde zum ersten Mal fast tausend Jahre vor unserer Zeitrechnung in Indien von Patanjali schriftlich festgehalten. Er unterteilte die Lehre in acht Teile, den achtfachen Pfad:

1. Fünf Enthaltungen – diese zielen auf das Vermeiden von schlechten Gewohnheiten.

2. Fünf Vorschriften – diese richten sich auf die Entwicklung von gesunden Gewohnheiten, die aus Enthaltungen entstehen.

3. Körperstellungen – körperliche Gesundheit, Kraft und Geschmeidigkeit kann mit verschiedenen Körperstellungen erreicht werden.

4. Atemübungen – Energie beherrschen, um mehr Vitalität zu erhalten.

5. Aufmerksamkeitsübungen – die Aufmerksamkeit nach innen richten, um emotionale Ruhe zu erzielen.

6. Konzentrationsübungen – die Aufmerksamkeit auf einen fixen Punkt richten, um die Geisteskraft zu erhöhen.

7. Meditation – störende Gedanken werden minimalisiert, wodurch der Geist ruhiger wird.

8. Erleuchtung – wahre Erkenntnis durch Einswerdung mit dem Bewusstsein und Befreiung erreichen.

Die Lebensregeln des Yoga

Was du nicht tun darfst

Die erste Lebensregel des achtfachen Pfades sind die fünf Enthaltungen. Du enthältst dich aller schlechten Gewohnheiten im Bereich Gewalt, Lügen, Diebstahl, Maßlosigkeit und Begehrlichkeit. Dies sind universelle moralische Gebote, die auch die Außenwelt betreffen.

1. Gewalt

Bei der ersten Enthaltung geht es darum, im Frieden miteinander zu leben. Mit Hilfe dieser Haltung können Jugendliche Bosheit, Aggression oder Unwissen bei sich erkennen, bewusst erfahren und akzeptieren. Wenn Jugendliche dem nachgehen, was sie böse macht, wird eine Distanz geschaffen zwischen sich und dem, was sie böse macht. Durch Akzeptanz entstehen Möglichkeiten zur Veränderung und zur Entwicklung einer liebevolleren Haltung. Eine gewaltlose Haltung wird möglich, wenn Jugendliche sich der Gewalt, den Vorurteilen oder dem Begehren, andere als Feinde einzustufen, entsagen. Miteinander über die Ursache von Gewalt sprechen und gemeinsam nach Lösungen suchen ist der naheliegendste Schritt zu mehr Ruhe in Familie und Schule.

2. Lügen

Bei der zweiten Enthaltung geht es darum, Ehrlichkeit miteinander zu leben. Eine offene Einstellung und Ehrlichkeit anderen gegenüber weckt Verständnis wie Respekt und es entsteht Vertrauen. Dinge verschweigen ist eine Form von Lügen, da Informationen, die weitergegeben werden sollten, zurückbehalten werden. Achte insbesondere auf deine eigene Haltung. Mit dem Verschweigen von Dingen sendest du widersprüchliche Signale. Oft sind Jugendliche gegenüber solchen Unstimmigkeiten sehr feinfühlig. Andererseits kann Schweigen eine Qualität sein, wenn jemand dir etwas anvertraut hat. Durch das Aufdecken von Lügen und deren Folgen können Jugendliche zur Wahrheit animiert werden. In einem Gespräch mit Jugendlichen kann folgendes Dilemma eine Diskussion in Gang bringen:

Stell dir vor, deine beste Freundin oder dein bester Freund wird von der Polizei gesucht. Beamte kommen zu dir nach Hause und stellen dir Fragen, ob du sie oder ihn kennst und weißt, wo sie oder er ist. Sagst du dann die Wahrheit?

3. Stehlen

Bei der dritten Enthaltung geht es darum, dass du nichts nehmen darfst, was nicht dir gehört. Meistens geht Eifersucht dem Stehlen voraus. Die Neigung zu stehlen entsteht oft aus der Idee, dass man dadurch glücklicher wird. Auf eifersüchtige Gedanken folgt schon bei kleinen Kindern das Wegnehmen von Spielzeug oder anderen Dingen. Man kann auch jemandes guten Namen stehlen, wenn man diese Person beurteilt oder deren Ideen stiehlt. Die Folgen von Diebstahl kann mit Jugendlichen anhand des folgenden Dilemmas diskutiert werden:

Was würdest du tun, wenn du am Verhungern bist und weder Geld noch Arbeit hast? Du bittest den Bäcker um Brot, aber er gibt dir keins. Stiehlst du dann das Brot, um zu überleben?

Ein Jugendlicher sitzt im Gefängnis. Er soll wegen Diebstahls verurteilt werden. Wer ist schuldig: der Jugendliche, der gestohlen hat, seine Freunde, die ihn auf den falschen Weg gebracht haben, jene, die ihn erzogen haben, oder jene, die ihn stehlen sahen und ihn nicht aufhielten?

Im Westen ist Originalität sehr gefragt, in anderen Kulturen ist es oft anders. Originalität entsteht, auch im Westen, oft im Anknüpfen an Ideen anderer. Ist es Stehlen, wenn man Ideen von anderen verwendet? Oder ist es einfach eine Entwicklung, bei der man die Ideen der anderen nötig hat? Wann spricht man von Stehlen, wann vom Anknüpfen an Ideen von anderen?

4. Selbstkontrolle

Bei der vierten Enthaltung geht es darum, dich unter Kontrolle zu halten. Jugendliche sind oft maßlos, wollen alles ausprobieren und kennen lernen. Hilf den Jugendlichen bei ihrer Entdeckungsreise. Setze ihnen Grenzen, aber gib ihnen zugleich auch Raum. Auf diese Weise lernen sie, ihre eigenen Grenzen zu kontrollieren und jene der anderen zu respektieren. Auch lernen sie, nicht mehr für sich zu nehmen als wirklich nötig ist. Ohne Mäßigung wird der Mensch gierig und zum Spielball des eigenen Verlangens. In einem Gespräch mit Jugendlichen kann folgende Frage eine Diskussion in Gang bringen:

Wenn etwas deine Leidenschaft ist, darfst du das dann endlos tun? Was ist der Unterschied zwischen Leidenschaft, Verlangen und Sucht? Wenn du dir deines Verlangens und deiner Leidenschaft bewusst bist, welche Rolle spielt dieses Bewusstsein?

5. Begehren

Die fünfte Enthaltung hat zu tun mit dem Bedürfnis, anders zu sein, als du jetzt bist. Oft steckt der Gedanke dahinter, dass man meint, besser als andere zu sein, wenn man etwas mehr hat oder anders ist. Für viele Jugendliche ist es wichtig, was und wie viele Dinge ihre Freunde haben, sie wollen ihnen nicht nachstehen. Es geht oft um die neusten Handys, teure Markenkleider, einen schnelleren Computer oder Videospiele. Du kannst mit Jugendlichen über ihre persönlichen Bedürfnisse bei Kleidern und Essen sprechen, sogar über die Folgen des Überflusses auf ihr Leben. Im Wesentlichen ist dies eine Fortsetzung der vierten Enthaltung. Wenn man weiß, wer man wirklich ist und das auch erfahren und gelernt hat, gibt es keine Habsucht mehr. Manchmal fühlen die Jugendlichen nicht, dass sie genug haben und auch Ruhe brauchen, um ihren Körper spüren zu können.

Was du tun musst

Die zweite Yogalebensregel besteht aus fünf Vorschriften. Die Vorschriften entspringen den Enthaltungen und zielen auf einen gesunden Umgang mit sich selber. Man entwickelt sich durch Sauberkeit, Zufriedenheit, Selbstdisziplin, Selbststudium und Hingabe.

1. Sauberkeit

Bei der ersten Vorschrift geht es um einen sauberen Körper, saubere Umgebung und Gedanken. Du kannst Abmachungen treffen über die tägliche Körperhygiene und das Sauberhalten der Wohnung. Ebenfalls kann man über unsaubere Gedanken sprechen, wie Lügen, Eifersucht, Wut, Hass, Angst und Habsucht. Man kann über saubere Gedanken diskutieren, wie Liebe, Hingabe, Vergebung, Vertrauen und Dankbarkeit. Durch das Anstreben von mehr Sauberkeit kehrt Ruhe in Gedanken, Worte und Taten ein. Sauberkeit sorgt für ein gesundes Leben, gibt ein aufgeräumtes Gefühl im Kopf und es entstehen mehr positive Gedanken. Sauberkeit hat auch mit der Verwunderung zu tun, die man in bestimmten Situationen oder für bestimmte Dinge empfinden kann.

2. Zufriedenheit

Die zweite Vorschrift hat mit Dankbarkeit zu tun. Wenn dieses Gefühl fehlt, kann Unzufriedenheit entstehen. Mit Hilfe dieser Vorschrift kannst du die Jugendlichen lehren, dass Entwicklung mit Zuwendung zu tun hat.

Es ist die Lebenshaltung, bei der man die kleinen Dinge im Leben genießt. Das heißt, mit allen im Frieden zu leben, sich selber zu akzeptieren und aus dieser Zufriedenheit und Akzeptanz sich selber weiterzuentwickeln. Du kannst mit Jugendlichen über ein zufriedenes Gefühl reden, das durch Bewusstwerden und Selbsterkenntnis entsteht, und nicht durch den Besitz von vielen materiellen Dingen.

3. Selbstdisziplin

Die dritte Vorschrift hilft Jugendlichen bei der Entwicklung von positivem Verhalten und Selbstbeherrschung. Sie tun dann, was sie wirklich tun wollen, und werden zu der Persönlichkeit, die sie wirklich sein wollen. Du kannst mit den Jugendlichen über Selbstdisziplin reden und darüber, wie sie Entscheidungen treffen, womit ihr Leben geordneter und übersichtlicher werden könnte und sie sich nicht so sehr von willkürlichen Gedanken ablenken lassen müssten. Jugendliche sollen daran arbeiten, indem sie täglich Yoga ausüben, maßvoll essen, sich pflegen und weder Alkohol noch Drogen konsumieren.

4. Selbststudium

Die vierte Vorschrift hat mit der Unterweisung des «eigenen Ichs» zu tun. Sich bewusst erfahren und sich erleben in Beziehung zu sich selber und anderen ist für Jugendliche sehr wichtig. Mit dem Nachdenken über Fragen wie: «Wer bin ich?», «Was kann ich?», «Was will ich?» kann bei Jugendlichen ein Prozess von Selbstbewusstsein angeregt werden. Neben Gesprächen helfen Meditation, Bücherlesen und Tagebuchschreiben beim Finden von Antworten auf Fragen, die sie persönlich beschäftigen.

5. Hingabe

Die fünfte Vorschrift hat zu tun mit der Hinwendung an das Göttliche und steht über allem. Man wird nicht mehr durch Wünsche und Begehrlichkeiten getrieben. Für Jugendliche kann diese Vorschrift konkretisiert werden mit einem Gespräch über das Vertrauen in die eigene Kraft und das Vertrauen darauf, dass das Göttliche, wer oder was das immer ist, einen so bejaht, wie man ist.

Wirkung von Yoga bei Jugendlichen

Sanne Maris, Pädagogikstudentin an der Universität von Utrecht, hat den Einfluss von Yoga auf die Gedankenwelt von Jugendlichen wissenschaftlich untersucht. In diesem Kapitel wird eine Zusammenfassung ihrer Untersuchungen vorgestellt. Anhand der Resultate kann folgender Wirkungsprozess von Yoga bei Jugendlichen formuliert werden:

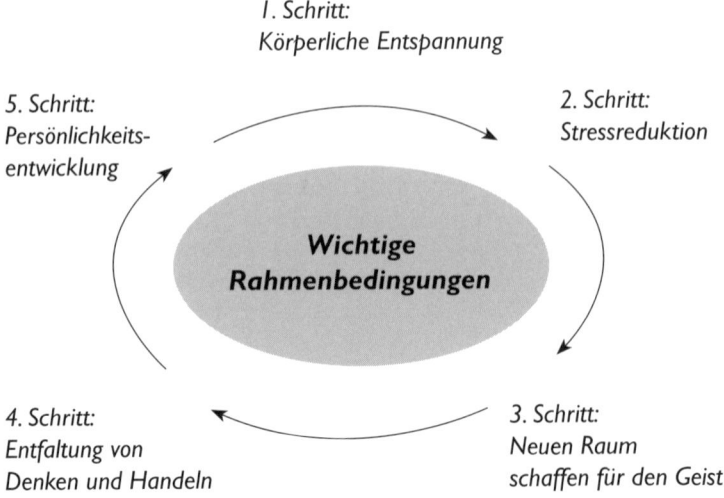

1. Schritt:
Körperliche Entspannung

5. Schritt:
Persönlichkeits-
entwicklung

2. Schritt:
Stressreduktion

**Wichtige
Rahmenbedingungen**

4. Schritt:
Entfaltung von
Denken und Handeln

3. Schritt:
Neuen Raum
schaffen für den Geist

Körperliche Entspannung

Die körperliche Entspannung äußert sich unter anderem in der für die Übungen notwendigen Anspannung (Zitat: schön schwer), im Prickelgefühl des Körpers, in der Effizienz der Übungen, im Strecken und Spannen von Muskeln sowie im Gefühl, voller Energie aus der Stunde zu gehen. Viele Jugendliche gaben an, dass sie sich nach der Stunde entspannter fühlten, dass sie mit Hilfe von Yoga lernten, ihren Körper zu entspannen, wie folgende Zitate aus der Untersuchung zeigen:

«Wenn ich die Übung mache, ruht mein Körper.»

«Nach der Übung fühle ich mich ganz ruhig und alle Muskeln sind entspannt.»

«Die Yogaübungen helfen, die Muskeln geschmeidig zu machen.»

Die Stellungen, die während einer Yogalektion ausgeübt wurden, waren für einige Jugendliche zuerst etwas seltsam:

«Dann denkst du, wo bin ich jetzt wieder gelandet, das ist ja unmöglich ...»

«Wo hängt wohl die versteckte Kamera, wir sind doch bestimmt im Internet.»

«Nun, am Anfang, wenn man zum ersten Mal da hinkommt, denkt man, was tue ich hier eigentlich.»

Die Jugendlichen gingen trotz gewisser Unsicherheit weiterhin in die Stunde, weil sie erfuhren, wie sich ihr Körper entspannte. Eine zweite Erfahrung ist das wachsende Körperbewusstsein. Die Jugendlichen gaben an, Schmerzen oder Anspannung in ihrem Körper viel besser wahrzunehmen. Der Atem spielte eine wichtige Rolle beim Erkennen der Grenzen ihres Körpers. Mit dem Konzentrieren auf den Atem lernten sie, die Spannung loszulassen:

«Dass ich mit meinem Atem die Aufmerksamkeit wieder zu mir zurückholen und so herausfinden kann, wo ich angespannt bin.»

Stressreduktion

Dank Yoga hatten die Jugendlichen das Gefühl, Stress zu reduzieren. Yoga wurde zum Ruhepunkt in der geschäftigen Woche, wo man alles von den Schultern abladen kann. Viele Jugendliche beschrieben ihre Woche als sehr geschäftig, voller Stress, belastend. Dieses Gefühl ist in der heutigen Gesellschaft fast normal. Jede und jeder kennt das gut. Die Jugendlichen konnten während der Yogastunde die Belastung etwas reduzieren. Yoga gab den Jugendlichen die Möglichkeit, zu sich selber zu kommen. Einer der Jugendlichen hat diese Erfahrung so beschrieben:

«Als ob mitten in der Woche Wochenende wäre.»

Ein paar Jugendliche gaben an, bei der Entspannung eingeschlafen zu sein, endlich Ruhe! Andere Jugendliche beschrieben diese Ruhe als das Gefühl eines «leeren Kopfes», oder – eine andere, witzige Beschreibung dieses Gefühls – im Kopf ganz leicht zu sein, als ob man alles für kurze Zeit vergessen hätte.

«Es ist sehr beruhigend, man vergisst eigentlich alles ein bisschen.»

«Man sitzt so da, und auf einmal ist alles hell und du hast komplett vergessen, dass du in der Turnhalle lagst.»

Neuen Raum schaffen für den Geist

Ein entspanntes Gefühl schafft den Schülerinnen und Schülern mehr Raum für ihr Denken. Das bedeutet, dass Probleme sich lösen und Erinnerungen losgelassen werden können, wodurch im Geist Raum geschaffen wird. Einige Jugendliche beschrieben ihre Erfahrungen und machten so deutlich, wie Yoga das Verarbeiten von Problemen beeinflusst:

«Wenn ich wirklich alles in meinem Kopf hatte, also wirklich ... ein Riesendruck hatte, aber nach der Stunde war alles weg, aus meinem Kopf fort ...»

«Ich hatte eine schwere Woche hinter mir, Probleme zu Hause und so, aber dann kann ich das alles gut verarbeiten.»

«Manchmal muss ich lachen, aber das ist nur, weil die Übungen bei mir allerlei verrückte Gedanken auslösen, oder mir fallen so verrückte Sachen ein ... dann erfinde ich Witze, aber ich kann sie natürlich nicht erzählen ... manchmal fallen mir auch alte Dinge ein. Es ist nicht immer gleich spaßig oder witzig, aber es wird viel ausgelöst.»

Entfaltung von Denken und Handeln

Durch diesen geistigen Freiraum finden Jugendliche neue Lösungen ihrer Probleme oder lernen, sich in verschiedenen Bereichen ihrer Entwicklung zu orientieren. Bei einigen Jugendlichen ändert hierdurch sogar ihr Handeln (siehe Schritt 5). Die Gruppe und die Lehrperson spielen in diesem Prozess ebenfalls eine Rolle. Die Jugendlichen werden angeregt, sich anhand der Meinungen und Erfahrungen anderer Jugendlicher zu orientieren. Sie geben an, dass sie manchmal in den Worten der anderen Bestätigung finden und zugleich durch andere Meinungen und Erfahrungen neue Perspektiven entdecken:

«Ich höre den Schluss, ach ja, das ist interessant. So habe ich noch nie darüber nachgedacht.»

Einige andere Jugendliche erfahren dies als Anregung, eigene Werte zu entdecken und zu schätzen, was Konsequenzen für ihr Handeln zeigte: «Die anderen sehen das so, dann überlege ich mir mal, wie ich das sehe, und denke vielleicht, nee, das ist nichts für mich, aber dann denke ich manchmal, das sehe ich auch ein bisschen so, vielleicht könnte ich mein Verhalten ändern, aber auf meine Art, nicht auf ihre Art, sondern einfach auf meine Art.»

Die Lehrperson spielt im Prozess von Orientierung im Denken und Handeln eine wichtige Rolle. Mit bestimmten Themen, zum Beispiel einer Geschichte oder einem Gespräch über ein bestimmtes Thema, gibt die Lehrperson den Jugendlichen etwas zum Nachdenken, eine neue Perspektive. Jugendliche können diese Perspektive brauchen, um ihr Denken und Handeln auf eine neue Art anzuschauen. Auch Fragen der Jugendlichen führen manchmal zu richtungweisenden Gesprächen oder Geschichten. Dies könnte der erste Ansatz sein zur Orientierung in ihrem Denken und Tun:
«Oft handelt man impulsiv. Wenn man versteht, warum man gewisse Dinge tut, lernt man sich selber kennen. Dann lernst du auch wieder Abstand nehmen und nicht mehr die Dinge einfach aus einem Impuls heraus zu tun.»

Die zunehmende Orientierung im Denken und Handeln wird nicht nur von der Gruppe oder der Lehrperson angeregt, aber beides intensiviert das Erleben.
«Es ist nicht, dass man mehr Scheiße sagt oder so, man sagt Dinge, erlebt sie intensiver als vorher, wodurch man wieder sagen kann, das finde ich wichtig und das andere überhaupt nicht... man wird – wie soll ich sagen – das Plus und das Minus werden größer, sie unterscheiden sich mehr. Also einige Dinge werden wichtiger und andere fallen einfach weg ...»

Persönlichkeitsentwicklung

Jugendliche gaben an, dass sie durch Yoga im Kopf klarer wurden, wodurch sie eine Situation ruhiger betrachten und dann zu bewussterem Handeln kommen konnten, statt auf den ersten Impuls zu reagieren. So kann Raum entstehen, ein Problem anders anzuschauen und auch danach zu handeln:
«Dann brauch ich nicht mehr in Panik zu geraten. Ich habe gelernt, dass ich ganz ruhig nachdenken kann.»

Einige Jugendliche erwähnten mehr Ruhe in ihrem Denken, wodurch sie lernten, zuerst zu denken, dann zu handeln:
«Man lernt weniger schnell aggressiv zu werden, also wenn etwas passiert, dann denkt man daran, aber nicht so sehr. Dann weiß man, wie man es lösen muss. Dann denkt man, wie man es gut machen muss. Zum Beispiel, einen Schritt weitergehen.»

Eine andere Wirkung ist das Entwickeln von Selbstbewusstsein dank besserer Konzentration auf sich selbst. Mit der Konzentration auf die körperlichen Übungen und in der Meditation kann man sich auf sich selbst konzentrieren:
«Also, es ist, als ob ich in einem anderen Raum sitzen würde, für mich allein, ich höre nichts um mich herum und werde wirklich ruhig.»

Die Konzentration spielt in der Entwicklung vom Selbstbewusstsein eine Rolle:
«Wenn mich etwas wirklich quält, kann ich beim Yoga gut darüber nachdenken, was ich tun soll. Ich habe keinen ruhigen Ort, wo ich nachdenken kann über die Dinge, die ich tun muss ... Ich hatte ein Riesenproblem, ich kann das jetzt nicht erzählen, aber mit Yoga kam ich zu einer guten Lösung.»
«Im Yoga komme ich meistens zur Ruhe. Man sieht sich dann selber in der ganzen Woche, sozusagen ... was ich alles erlebt habe, was vielleicht an mir falsch war, als ich Krach hatte oder so. Oder wie man Dinge lösen kann.»

Wichtige Rahmenbedingungen

Voraussetzung für die Empfänglichkeit von Yoga ist das Erlebnis des Jugendlichen zum Zeitpunkt der Übung. Ihre oder seine Stimmung oder auch der Gruppendruck beeinflussen das Erleben der Yogastunde. Dies ist physisch wie geistig wahrnehmbar:
«Nach der Operation habe ich also entdeckt, dass ich eigentlich in einem Rausch gelebt hatte. Da meine Nase immer verstopft war, konnte ich nicht gut hören und riechen auch kaum mehr ... Jetzt, wo alles frei ist, hat die Stunde eine viel größere Wirkung als vorher.»

Es wurde auch angesprochen, welchen Einfluss der Ramadan auf das Yoga haben könnte.
«Wenn ich jeweils wieder gegessen habe, wird mein Körper auf einmal ganz warm, in dem Moment fühle ich auch die Energie durch den Körper strömen. Wenn ich Yoga mache, dann merke ich, dass mein Körper beim Yoga auch schnell warm wird, das war also fast dasselbe ...»

Yoga in einer Gruppe erhöht, den Jugendlichen zufolge, die Konzentration auf sich selbst. Eine Voraussetzung ist, dass die Gruppe ruhig arbeitet. Einige Jugendliche gaben an, ruhige Stunden zu bevorzugen: «Ich will mit ruhigen Kindern Yogastunden haben, sonst nützt es nichts. Sonst wird man selber nervös, man achtet doch automatisch auf die anderen Kinder. Und ich bin jemand, der sich eigentlich schlecht konzentrieren kann, wenn viel Lärm um mich herum ist. Deshalb habe ich lieber Ruhe als Lärm um mich herum.»

Die Häufigkeit der Übung und die Lehrkraft spielen ebenfalls eine Rolle.

Schlussfolgerung der Untersuchung

Bewusstseinsbildung in Gang bringen

Die wissenschaftliche Untersuchung war gerichtet auf den Einfluss, den Yoga auf Jugendliche zwischen 14 und 22 Jahren hat. Zurückhaltend formuliert darf gesagt werden, dass Yogaübungen (im Minimum zehn Lektionen) den Geist von Jugendlichen positiv beeinflussen können. Aus der Untersuchung ging hervor, dass die Jugendlichen dank der körperlichen und geistigen Entspannung eine Erweiterung ihres Denkens erfuhren, wodurch sie sich auf neue Möglichkeiten im Denken und Handeln einlassen konnten. Durch die Ruhe und Klarheit, die des Yoga schuf, und die Unterstützung der Lehrperson und der anderen Jugendlichen wurde die Einsicht ins eigene Denken und Handeln gefördert. Jugendliche lernten, die Ablenkung zu reduzieren, indem sie sich auf sich selbst konzentrierten. Yoga ließ sie innerlich Erfahrungen machen und in Problemsituationen Raum schaffen, damit sie sich ruhiger für ein Vorgehen entscheiden konnten. Wo sie unter anderen Umständen vielleicht auf den Boden geschaut oder wütend reagiert hätten, konnten sie durch kurzes Innehalten ihre Gedanken ordnen und ihrem Handeln einen positiven Ausgang geben. Yoga ist also eine wichtige Technik für die Bewusstseinsbildung und für ein positives Verhalten.

Unterstützung des Entwicklungsprozesses

Zum Einsatz von Yoga als therapeutisches Mittel sind die Meinungen geteilt. Yoga unterstützt eindeutig Jugendliche mit und ohne Probleme. Die Jugendlichen gaben alle an, Yoga habe einen positiven Einfluss auf ihren Geist gehabt. Wenn Yoga den Entwicklungsprozess von Jugendlichen unterstützt, könnte es vermutlich auch solchen helfen, die in einem problematischen Entwicklungsprozess stecken. Man darf jedoch nicht vergessen, dass Yoga Eigeninitiative verlangt. Yoga zum Beispiel in der Psychiatrie zu verwenden, könnte gewagt sein. Mit Yoga könnten Spannungen, Erinnerungen oder Probleme geweckt werden, und es fragt sich, ob jemand mit einem depressiven oder psychotischen Hintergrund diese Information verarbeiten kann. Bevor in einem solchen Fall Yoga angewendet wird, sollte eine therapeutische Begleitung sichergestellt werden. In einigen Fällen darf man Jugendliche nicht mit ihren Erinnerungen, Spannungen oder Problemen alleine lassen. Ein wichtiger Vorteil von Yoga ist, dass Jugendliche schon nach kurzer Weile ein vollständiges System gelernt haben, mit dem sie sich in Form halten können. Der Einsatz von Yoga zur Unterstützung der persönlichen Entwicklung von Jugendlichen kann deshalb empfohlen werden. Mögliche Probleme sollen jedoch im Auge behalten werden, um psychische Probleme zu vermeiden.

Unterbrechen des Gedankenstroms

Yoga ermöglicht den Jugendlichen, nicht aus dem dahinfliessenden Gedankenstrom heraus handeln zu müssen. Man denkt den ganzen Tag lang und lässt sich den ganzen Tag von all diesen Gedanken beeinflussen. Wenn man an frohe Dinge denkt, wird man froh, wenn man an Sorgen oder Probleme denkt, wird man depressiv, wenn man an Dinge denkt, die einen wütend machen, wird man wütend. Diese Gedankenströme plätschern den ganzen Tag dahin und man lässt sich dauernd davon beeinflussen. Yoga sorgt dafür, dass der Gedankenstrom in wilden Gewässern, wo man mit einem Kanu alles daransetzen muss, um nicht zu ertrinken, zu einem mild plätschernden Fluss wird. Auf diesem kann man ruhig im Boot sitzen, die Füße über den Rand baumeln lassen und die Umgebung oder den Flussboden betrachten. Mit Yoga lässt man die Aufmerksamkeit auf die Gedanken los. Man lernt, seine Aufmerksamkeit auf seinen Atem, seine Körperbewegungen oder die Körperhaltung zu richten. Jugendliche erfahren auch außerhalb der Yogastunden mehr Ruhe in ihrem Denken. Der Trick ist, nicht immer auf seine Gedanken zu hören. Wenn man die Aufmerksamkeit bewusst auf seinen Atem oder andere Körperteile richtet, kehrt endlich Ruhe im Kopf ein. Der Gedankenfluss wurde dank Yoga zu einem Flüsschen beruhigt. Indem man ruhig die Gedanken wahrnimmt, ohne zu handeln, lernt man seinen Geist langsam kennen. Man tut nichts, aber sieht wohl, wie man unter normalen Umständen auf diesen Gedanken reagieren würde. Während der Meditation lässt man die Gedanken, von denen man tagsüber hunderte oder tausende hat, einfach an sich vorüberziehen.

Praktische Tipps für die Animation

Stimm den Unterricht auf die Stimmung ab, welche die Jugendlichen mitbringen. Das kann bedeuten, dass eine Lektion ganz anders verläuft als geplant. Möglicherweise musst du ein paar Reserveübungen vorbereitet haben, falls die geplanten Übungen nicht ankommen. Du kannst auch wählen, ob du bei der Lektion selber mitmachst oder nicht. Es wird von der Übung, der Gruppe und dem angestrebten Ziel abhängen. Wenn du nicht mitmachst, hast du den besseren Überblick; wenn du mitmachst, kannst du die Jugendlichen besser aktivieren. Sorg für eine begeisterte und positive Einstellung, wenn du Jugendliche unterrichtest. Dazu verhilft die Frage: «Warum benehmen sich die Teilnehmenden so?» Wenn Jugendliche bei einer Übung nicht mitmachen wollen, darfst du sie niemals zwingen. Jugendliche dürfen so sein, wie sie sind, auch wenn sie einmal etwas nicht wagen oder wollen.

Regeln

In der Schule gibt es oft viele klare Regeln, was erlaubt ist und was nicht. Für den Yogaunterricht außerhalb der Schule ist es wichtig, Abmachungen zu treffen. Die wichtigsten Regeln sind: verträglich sein, aufeinander hören und die Grenzen der anderen respektieren. Daneben kannst du auch Abmachungen treffen bezüglich Schmuck tragen, zur Toilette gehen während der Stunde usw.

Aufbau der Stunde

Du kannst eine Lektion selber prägen mit der Auswahl der verschiedenen Übungen aus dem Buch. Du kannst mit Übungen beginnen, um den eigenen Körper zu erkunden, gefolgt von Aufwärmübungen, einigen Yogapositionen, um den Körper stark und geschmeidig zu machen, und Atem- und Entspannungsübungen, um zur Ruhe zu kommen. Du kannst mit einer Meditation beginnen, um die Geschäftigkeit des Tages abzulegen, und mit einer Übung abschließen, um wieder aufzuwachen. Es liegt an der Lehrperson, mit Ideen aus diesem Buch zu arbeiten. Die vorgeschlagenen Möglichkeiten sind nicht die einzige mögliche Vorgehensweise. Sei selber kreativ.

Raum

Die Übungen sind nicht an einen bestimmten Raum gebunden. Zu Hause können die Jugendlichen einen Ort suchen, wohin sie sich für ihre Yogaübungen zurückziehen können. In der Schule kann Yoga in einem leeren Klassenzimmer oder in der Turnhalle unterrichtet werden. Wähle einen Ort mit wenig Ablenkung, genügend Bewegungsraum, guter Belüftung und Heizung. Yoga wird am besten barfuß ausgeübt, weil

Bodenkontakt wegen der Standhaftigkeit gefragt ist. Für Bodenübungen ist ein weicher Untergrund gut. Eine Yogamatte ist rutschfest.

Zeitpunkt

Versuche die Yogaübungen immer zum selben Zeitpunkt zu machen. Am Vormittag bist du wach und kannst voller Energie den Tag beginnen. In der Schule vereinfachen Yogaübungen zwischen den Lektionen die Aufnahme neuer Informationen. Am Abend hilft Yoga zu entspannen und ruhig zu schlafen. Bestimme den besten Zeitpunkt für dich. Es ist nicht anzuraten, mit ganz vollem oder leerem Bauch Yoga zu machen.

Matten für die Übungen

Yogaübungen benötigen praktisch kein Material. Es ist aber empfehlenswert, wenn sich die Teilnehmenden für Übungen, wozu sie auf dem Boden liegen, auf eine Matte oder Wolldecke legen können. Der Boden darf nicht zu kalt sein.

Tipps für Jugendliche beim Yoga

- Setze dich bequem hin, den Rücken aufrecht, ohne dass die Körper-spannung zu groß wird. Hör der Anleitung der Lehrperson aufmerksam zu.

- Wenn du bei bestimmten Übungen die Augen schließt, kannst du besser die Wirkung auf den Körper spüren, wo deine Grenzen sind, und wahrnehmen, wie dein Körper reagiert.

- Wenn du mit einer Übung beginnst, achte zunächst auf jeden aufkom-menden Gedanken. Verfolge die Gedanken jedoch nicht. Wenn du merkst, dass du denkst, stoppe den Gedanken und konzentriere dich auf deinen Atem. Wenn du regelmäßig deine Gedanken beobachtest, wirst du feststellen, dass du immer mehr die störenden Gedanken beherrschen kannst. Du wirst merken, dass negative Gedanken weiter bestehen, wenn du ständig daran denkst oder sie verdrängen willst.

- Nimm dir Zeit, deinen Körper zu erkunden, indem du von der Form und Merkmalen deiner Körperteile ausgehst und erkennst, wie sie sich unterschiedlich anfühlen. Um selber dahinterzukommen, was die Wirkung auf deinen Körper ist, kannst du vor- und nachspüren, so dass du Unterschiede bemerkst und feststellen kannst, wie dein Körper reagiert.

- Wenn sich gegen eine bestimmte Übung Widerstand regt, unterdrücke diese Reaktion nicht. Finde heraus, wo der Widerstand herkommt, und versuche, damit umzugehen. Mit dem Entdecken von dem, was dir gut tut und was nicht, entsteht ein größeres Verständnis für dich selber. Yoga hat nur mit dem Entdecken deines Selbst, deinem Körper zu tun.

- Sorge für Regelmäßigkeit und Disziplin beim Yoga und bleibe neugierig. Lass Yoga nicht zu einer täglichen Verpflichtung werden, und mache jede Übung, als ob du sie zum ersten Mal machen würdest.

Icon-Symbole zu den Übungen

Um die geeigneten Übungen mit einer bestimmten Zielgruppe in einer gegebenen Situation zu finden, ist jede Übung mit Symbolen codiert, die Folgendes anzeigen:

Gruppengröße
Die meisten Übungen können die Teilnehmenden einzeln in beliebig großen Gruppen machen, einige sind aber als Partnerübungen konzipiert.

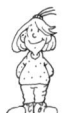 einzeln   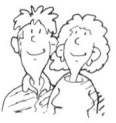 Partnerübung

Platzbedarf
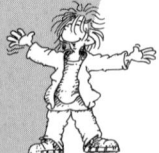
Normalerweise braucht Yoga nur wenig Platz. Wird Yoga in Gruppen animiert, brauchen die Teilnehmenden aber etwas mehr Raum für Partnerübungen oder Übungen, wozu sie auf dem Boden liegen und sich strecken oder drehen müssen.

Naher Körperkontakt
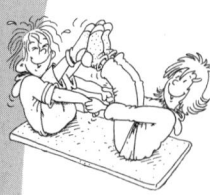
Einige Partnerübungen bedingen engeren Körperkontakt, was von gewissen Teilnehmenden unter Umständen als unangenehm empfunden werden kann. Es ist wichtig, dass für Partnerübungen die Paarbildung freiwillig erfolgt. Jede und jeder darf beim Gegenüber anmelden, wenn ihr oder ihm eine Berührung unangenehm ist.

Musik
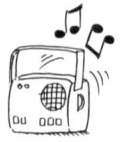
Bei wenigen meditativen Übungen kann sanfte Musik hilfreich sein.

Yoga für Fortgeschrittene
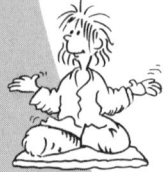
Einige Übungen sind etwas anspruchsvoller und eignen sich nicht für Anfänger.

Teil 2
Einführende
Yogaübungen

Startstellungen

Zieh bequeme Kleider an, in denen du viel Bewegungsfreiheit hast. Vor den Übungen solltest du nur wenig und leicht essen. Achte beim Yoga auf Gleichmäßigkeit und mach jede Übung, als ob du sie zum ersten Mal machen würdest.
Zuerst werden die Ausgangspositionen für die meisten Stellungen erklärt.

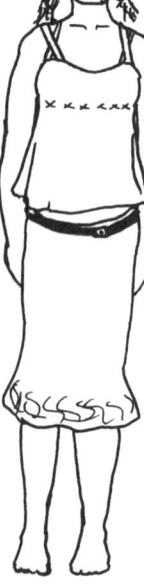

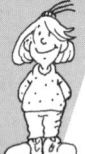

Berg

- *Stehe aufrecht mit den Armen am Körper.*
- *Stelle die Füße schulterbreit hin.*
- *Die Knie sind nicht durchgedrückt.*
- *Richte die Aufmerksamkeit auf deine Füße und fühle, an welchen Punkten die Füße mit dem Boden Kontakt haben.*
- *Verteile das Gewicht gleichmäßig.*
- *Entspanne das Gesäß, die Schultern und die Arme.*
- *Halt den Kopf gerade und stell dir vor, dass an deinem Kopf ein Faden befestigt ist, an dem sanft nach oben gezogen wird.*

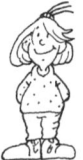

Schneidersitz

- *Setze dich zuerst mit ausgestreckten Beinen auf den Boden.*
- *Kreuze nun die Beine und zieh die Fersen zu dir hin.*
- *Bring deine Knie so weit als möglich auf den Boden.*
- *Lege die Hände auf die Knie.*

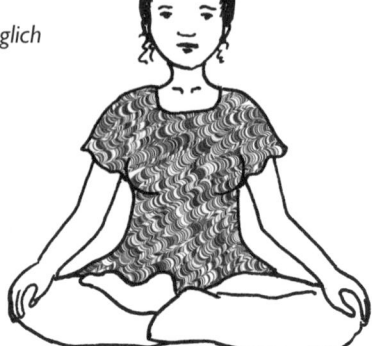

Diamantsitz

- Setze dich auf deine Knie.
- Lege die Handflächen auf die Oberschenkel.

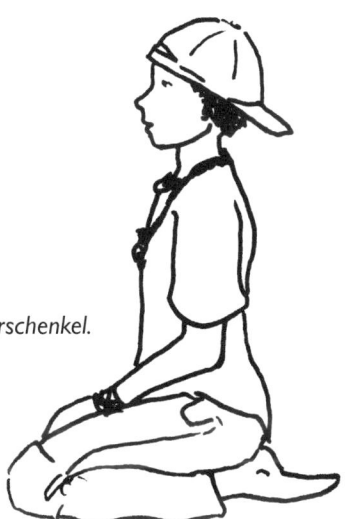

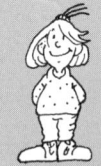

Rückenlage

- Lege dich auf den Rücken.
- Die Arme liegen neben dem Körper.
- Deine Finger zeigen zu den Zehen hin.
- Die Handflächen nach oben gerichtet.
- Die Beine liegen hüftbreit.
- Dein Kinn zeigt leicht nach oben.

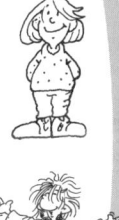

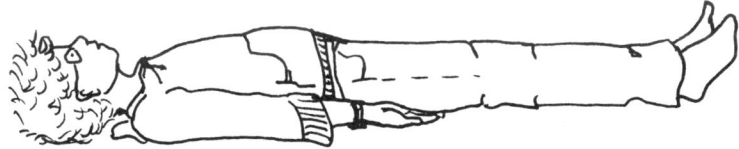

29

Den Körper kennen lernen

Die folgenden Übungen sind auf das Erforschen des Körpers ausgerichtet. Während den Bewegungen wird die Aufmerksamkeit auf verschiedene Körperteile gerichtet. Wer wahrnimmt, was alles geschieht, entwickelt ein größeres Körpergefühl. Das Ziel der Übungen ist das Bewusstwerden, Entspannen und Vorbeugen von Stress.

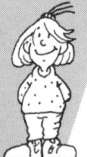

Kopf

- Sitze im Schneidersitz.
- *Richte die Aufmerksamkeit auf den Kopf.*
- *Atme ein, beuge dabei den Kopf langsam nach vorne und dann nach hinten.*
- *Atme aus, beuge dabei den Kopf langsam nach vorne und dann nach hinten.*
- *Wiederhole die Übung ein paar Mal im Rhythmus des Atmens.*
- *Schließe die Übung ab und spüre ihr nach. Was nimmst du wahr?*

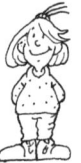

Ohren

- Sitze im Schneidersitz.
- *Richte die Aufmerksamkeit auf die Ohren.*
- *Packe mit Daumen und Zeigefinger die Ohren.*
- *Fahre mit dem Zeigefinger der Ohrmuschel und dem Ohrläppchen entlang.*
- *Fühle die Form und Struktur deiner Ohren.*
- *Massiere die Ohren ganz sanft.*
- *Schließe die Übung ab und spüre ihr nach. Was nimmst du wahr?*

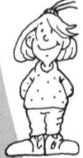

Augen

- Sitze im Schneidersitz.
- *Richte die Aufmerksamkeit auf die Augen.*
- *Massier die Augenbrauen, indem du sie sanft von der Mitte nach außen kneifst.*
- *Schließe die Augen und massiere mit den Fingern rund um die Augen.*
- *Schließe die Übung ab und spüre ihr nach. Was nimmst du wahr?*

Mund

- Sitze im Schneidersitz.
- Richte die Aufmerksamkeit auf den Mund.
- Fühle mit den Händen die Form deines Mundes.
- Massier sanft die Stellen rund um den Mund herum.
- Ziehe die linke Mundecke so weit als möglich nach links.
- Ziehe die rechte Mundecke so weit als möglich nach rechts.
- Schließe die Übung ab und spüre ihr nach. Was nimmst du wahr?

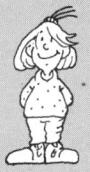

Nase

- Sitze im Schneidersitz.
- Richte die Aufmerksamkeit auf die Nase.
- Massiere mit den Zeigefingern die Nase.
- Ziehe den linken Nasenflügel so weit hoch als möglich.
- Ziehe den rechten Nasenflügel so weit hoch als möglich.
- Schließe die Übung ab und spüre ihr nach. Was nimmst du wahr?

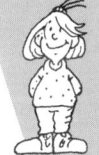

Hals

- Sitze im Schneidersitz.
- Richte die Aufmerksamkeit auf den Hals.
- Massiere den Hals von oben nach unten.
- Recke den Hals so weit als möglich in die Höhe.
- Schließe die Übung ab und spüre ihr nach. Was nimmst du wahr?

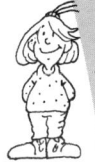

Schultern

- Sitze im Schneidersitz.
- Richte deine Aufmerksamkeit auf die Schultern.
- Massiere zuerst die eine Schulter.
- Spüre der Massage nach und massiere dann die andere.
- Schließe die Übung ab und spüre ihr nach. Was nimmst du wahr?

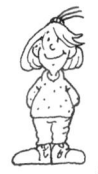

Arme

- Sitze im Schneidersitz.
- Richte deine Aufmerksamkeit auf die Arme.
- Massiere zuerst den einen Arm von oben nach unten und zurück.
- Spüre dem nach und massiere dann den anderen Arm.
- Was nimmst du wahr?

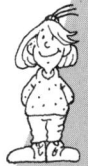

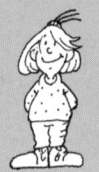

Hände

- Sitze im Schneidersitz.
- Richte deine Aufmerksamkeit auf die Hände.
- Massiere zuerst die eine Hand, wobei du an den Fingern ziehst und drehst.
- Biege sie nach vorne und hinten.
- Spüre der Massage der ersten Hand nach und massiere dann die andere Hand.
- Schließe die Übung ab und spüre ihr nach. Was nimmst du wahr?

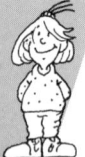

Brustkorb

- Sitze im Schneidersitz.
- Richte die Aufmerksamkeit auf den Brustkorb.
- Massiere mit beiden Händen beidseits den Brustkorb.
- Schließe die Übung ab und spüre ihr nach. Was nimmst du wahr?

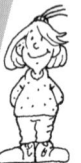

Bauch

- Sitze im Schneidersitz.
- Richte die Aufmerksamkeit auf den Bauch.
- Massiere den Bauch um den Nabel herum.
- Schüttle den Bauch sanft.
- Schließe die Übung ab und spüre ihr nach. Was nimmst du wahr?

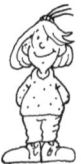

Becken

- Sitze im Schneidersitz.
- Richte deine Aufmerksamkeit auf das Becken.
- Fühle die Verbindung von deinem Gesäß mit dem Boden.
- Beuge das Becken nach vorne und hinten.
- Bewege dich im Rhythmus deines Atems.
- Mach die Übung ein paar Mal hintereinander.
- Schließe die Übung ab und spüre ihr nach. Was nimmst du wahr?

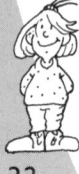

Rücken

- Sitze auf die Knie.
- Richte deine Aufmerksamkeit auf den Rücken.
- Beuge dich vor und lege den Kopf auf den Boden.

- Lege die Hände auf den Rücken.
- Klopfe mit Fäusten sanft auf den unteren Rücken.
- Schließe die Übung ab und spüre ihr nach. Was nimmst du wahr?

Gesäß

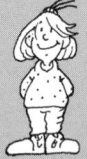

- Steh aufrecht hin.
- Schließe die Augen.
- Richte die Aufmerksamkeit auf das Gesäß.
- Spanne das Gesäß an und entspanne wieder.
- Wiederhole die Übung ein paar Mal.
- Schließe die Übung ab und spüre ihr nach. Was nimmst du wahr?

Beine

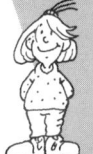

- Sitze im Schneidersitz.
- Richte deine Aufmerksamkeit auf die Beine.
- Packe das eine Bein mit beiden Händen fest.
- Massiere das Bein von oben nach unten und wieder zurück.
- Spüre nach und massiere dann das andere Bein.
- Schließe die Übung ab und spüre ihr nach. Was nimmst du wahr?

Knie

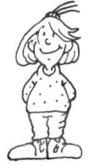

- Sitze im Schneidersitz.
- Richte deine Aufmerksamkeit auf die Knie.
- Massiere die Knie sanft.
- Schließe die Übung ab und spüre ihr nach. Was nimmst du wahr?

Füße

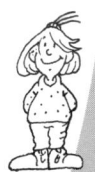

- Sitze im Schneidersitz.
- Richte deine Aufmerksamkeit auf die Füße.
- Nimm einen Fuß in die Hände.
- Massiere den Fuß, zieh an den Zehen, drehe sie nach links und rechts und klopfe sanft die Fußsohle ab.
- Packe das Fußgelenk und schüttle den Fuß.
- Spüre der Übung nach und mache dasselbe mit dem anderen Fuß.
- Schließe die Übung ab und spüre ihr nach. Was nimmst du wahr?

Aufwärmen

Bevor du mit den Yogastellungen, Partnerübungen oder den Yogagrüssen beginnst, musst du die Muskeln aufwärmen. Die folgenden Übungen helfen dir, den Körper zu lockern und vorzubereiten.

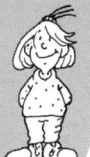

Kopf

- Sitze im Schneidersitz.
- Beuge den Kopf langsam nach hinten.
- Lege das linke Ohr auf die linke Schulter.
- Drehe den Kopf nach vorn und lege das Kinn auf die Brust.
- Lege nun das rechte Ohr auf die rechte Schulter.
- Drehe den Kopf einige Male links herum, dann rechts herum.
- Schließe die Übung ab und spüre ihr nach. Was nimmst du wahr?

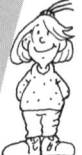

Hände

- Sitze im Schneidersitz.
- Falte deine Hände vor der Brust zusammen, die Finger nach oben gerichtet.
- Press die Handflächen und Finger gegeneinander.
- Bleibe so sitzen und atme ruhig.
- Schließe die Übung ab und spüre ihr nach. Was nimmst du wahr?

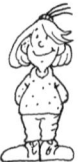

Finger

- Sitze im Schneidersitz.
- Halte eine Hand auf Brusthöhe.
- Schau die Handfläche an.
- Pack den kleinen Finger.
- Biege vorsichtig den kleinen Finger nach hinten und lass ihn wieder los.
- Biege alle Finger auf die gleiche Weise nach hinten und nach vorne.
- Wiederhole die Übung mit der anderen Hand.
- Schließe die Übung ab und spüre ihr nach. Was nimmst du wahr?

Handgelenke

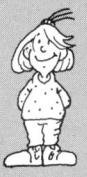

- Sitze im Schneidersitz.
- Halte die Hände auf Brusthöhe.
- Drehe die Handgelenke ein paar Mal nach außen.
- Drehe die Handgelenke ein paar Mal nach innen.
- Schüttle die Hände.
- Schließe die Übung ab und spüre ihr nach. Was nimmst du wahr?

Rücken

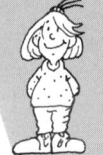

- Setze dich aufrecht hin.
- Ziehe mit den Händen die Knie zur Brust.
- Rolle langsam nach hinten und wiege hin und her, das Kinn auf der Brust.
- Rolle so lange hin und her, bis du spürst, dass dein Rücken biegsamer wird.

Waden

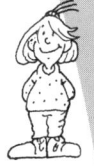

- Stelle dich an die Wand.
- Stehe ein bisschen von der Wand weg.
- Lege die rechte Hand auf die linke und stütze dich mit gebeugten Armen gegen die Wand.
- Lege den Kopf auf die Arme.
- Beuge das rechte Knie in Richtung Wand.
- Strecke das linke Bein und halte den Fuß flach auf dem Boden.
- Bringe die Hüften nach vorne, während das linke Bein gestreckt bleibt.
- Schließe diesen Teil ab und spüre der Übung nach.
- Wiederhole die Übung mit dem anderen Bein.
- Schließe die Übung ab und spüre den Unterschied zwischen links und rechts. Was nimmst du wahr?

Knie

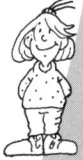

- Stelle dich aufrecht hin.
- Hebe ein Bein hoch.
- Halte den Oberschenkel fest.
- Drehe den Unterschenkel ein paar Mal nach innen und nach außen.
- Wiederhole die Übung mit dem anderen Bein.
- Schließe die Übung ab und spüre ihr nach. Was nimmst du wahr?

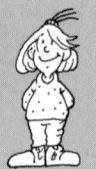

Füße

- Stelle dich aufrecht hin.
- Hebe den rechten Fuß.
- Drehe den Fuß ein paar Mal nach innen und nach außen.
- Wiederhole die Übung mit dem anderen Fuß.
- Schließe die Übung ab und spüre ihr nach. Was nimmst du wahr?

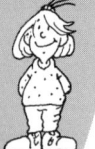

Hüften

- Stelle dich aufrecht hin.
- Lege die Hände auf die Seite.
- Drehe die Hüften ein paar Mal rechts herum.
- Drehe die Hüften ein paar Mal links herum.
- Schließe die Übung ab und spüre ihr nach. Was nimmst du wahr?

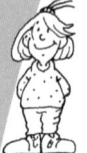

Schütteln

- Stelle dich aufrecht hin.
- Schüttle die Handgelenke, Arme, Beine usw.
- Zum Schluss lockerst du den ganzen Körper.
- Schließe die Übung ab und spüre ihr nach. Was nimmst du wahr?

Teil 3
Individuelle
Yogastellungen

Yogastellungen

Das regelmäßige Üben von Yogastellungen macht den Körper geschmeidig, stark und entspannt. Wenn du die Augen bei
bestimmten Übungen schließt, kannst du besser fühlen, welche
Wirkung die Übung auf den Körper hat und wie er reagiert. Es
geht um die Konzentration und um ein Bewusstwerden deiner
Bewegungsmöglichkeiten. Dabei ist es wichtig, dass du deine
Grenzen gut spürst.

Adler

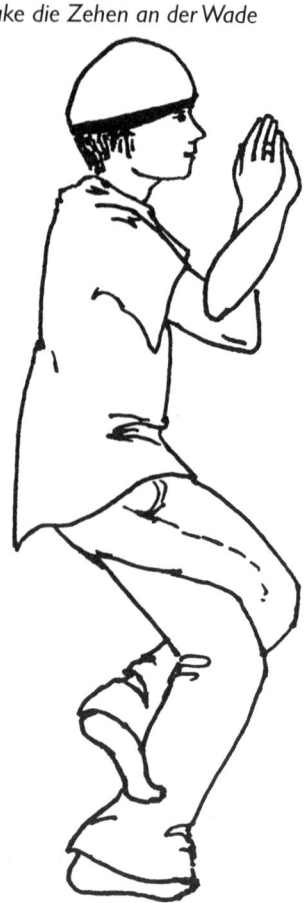

* Stelle dich aufrecht in der Bergstellung hin.
* Beuge den rechten Arm nach oben.
* Lege den linken Ellbogen in die rechte Armbeuge.
* Dreh die Arme umeinander und lege die Handflächen gegeneinander.
* Kreuze das rechte Bein um das linke und hake die Zehen an der Wade
  ein.
* Atme ruhig und mach dich lang, streck die
  Knie durch und die Arme hoch.
* Bleib stehen, so lange du im Gleichgewicht
  bleiben kannst, und atme ruhig.
* Komm zurück in die Bergstellung.
* Wiederhole die Übung, aber mit dem
  anderen Arm und Bein.
* Schließe die Übung ab und spüre ihr nach.
  Was nimmst du wahr?

Wirkung:
Kräftigt die Muskeln von Armen und Beinen.
Hält die Gelenke beweglich.
Verbessert das Gleichgewicht, die Koordination
und Konzentration.

Tipp:
Die Übung verbessert die Entscheidfindung.

Bogenschütze

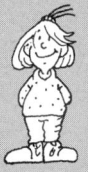

- Sitze mit ausgestreckten Beinen auf den Boden.
- Lege den rechten Fuß gegen die Innenseite des linken Oberschenkels.
- Packe mit der rechten Hand den rechten Fuß.
- Die linke Hand liegt neben der Hüfte flach auf dem Boden, Handfläche nach unten.
- Atme ein und hebe das rechte Bein so weit hoch wie möglich.
- Atme aus und senke das Bein wieder.
- Wiederhole die Übung noch ein Mal.
- Komm zurück in die Ausgangsstellung.
- Wiederhole die Übung mit dem anderen Bein.
- Spüre den Unterschied zwischen links und rechts.

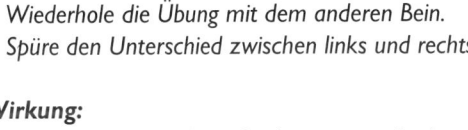

Wirkung:
Lockert die Hüfte und macht den unteren Rücken geschmeidig.
Verbessert das Gleichgewicht, die Koordination und Konzentration.

Tipp:
Diese Übung unterstützt das Erreichen eines bestimmten Ziels.

Baum

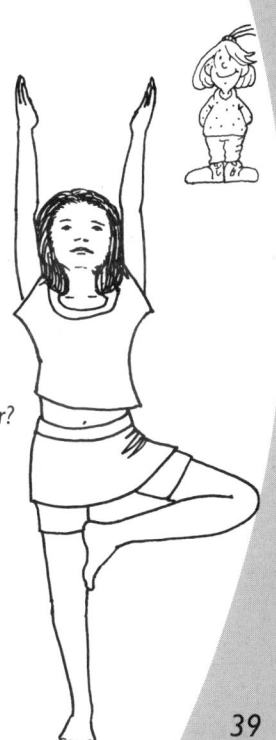

- Stelle dich aufrecht in der Bergstellung hin.
- Verlagere das Gewicht auf den linken Fuß.
- Beuge das linke Bein leicht und pack mit der rechten Hand das rechte Fußgelenk und ziehe den Fuß hoch.
- Lege den rechten Fuß auf die Innenseite des linken Knies und strecke nun das linke Bein.
- Falte die Hände vor der Brust und streck sie dann in die Höhe.
- Bleib so lange stehen, wie du im Gleichgewicht bleiben kannst.
- Komm zurück in die Bergstellung.
- Wiederhole die Übung mit dem anderen Bein.
- Schließe die Übung ab und spüre ihr nach. Was nimmst du wahr?

Wirkung:
Kräftigt die Schultern und Beine.
Verbessert das Gleichgewicht, die Koordination und Konzentration.
Hilft das Gleichgewicht besser zu finden.

Tipp:
Diese Übung hilft Spannungen und Müdigkeit über die Füße
in den Boden zu schicken.

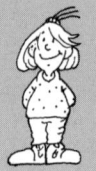

Boot

- Setze dich mit gebeugten Beinen hin, die Füße flach am Boden.
- Hebe die Füße hoch und streck die Arme parallel zum Boden nach vorne. Streck die Beine vorsichtig schräg in die Höhe.
- Atme ruhig und halte diese Stellung, so lange es geht.
- Komm zurück in die Ausgangsstellung.
- Wiederhole die Übung ein paar Mal.
- Schließe die Übung ab und spüre ihr nach. Was nimmst du wahr?

Wirkung:
Massiert und kräftigt die Bauchmuskeln.
Unterstützt den Rücken und beugt
Rückenproblemen vor.
Verbessert das Gleichgewicht, die Koordination
und Konzentration.

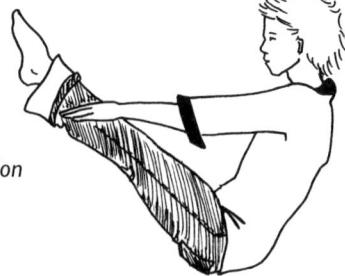

Tipp:
Diese Übung hilft ruhig und ausgeglichen zu werden.

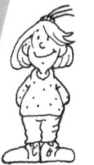

Brücke

- Lege dich auf den Rücken.
- Beuge die Beine und stelle die Füße flach auf den Boden.
- Die Arme liegen am Körper, die Handflächen nach unten.
- Atme ein, heb die Arme über den Kopf bis auf den Boden.
- Zugleich hebst du das Becken und die Brust hoch.
- Atme ruhig und halte diese Stellung, so lange es geht.
- Dann kommst du zurück in die Rückenlage.
- Wiederhole die Übung ein paar Mal.
- Schließe die Übung ab und spüre ihr nach.
- Was nimmst du wahr?

Wirkung:
Hält die Rücken- und Bauchmuskeln geschmeidig.

Tipp:
Diese Übung verhilft zu einer gesunden Spannung im Körper.

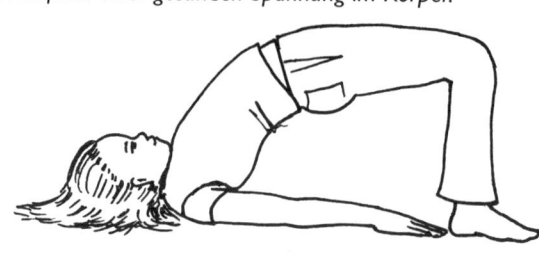

Tänzer I

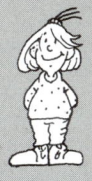

- Stelle dich aufrecht in der Bergstellung hin.
- Verlege das Gewicht auf den rechten Fuß.
- Beuge das linke Bein nach hinten und packe den Fuß
  mit der linken Hand.
- Ziehe den Fuß so gut es geht zum Gesäß hoch.
- Atme ein und streck den rechten Arm über den Kopf.
- Zieh den linken Fuß noch näher an das Gesäß und atme ruhig.
- Bleib so lange stehen, wie du im Gleichgewicht bleiben kannst.
- Komm zurück in die Bergstellung.
- Wiederhole die Übung mit dem anderen Bein.
- Schließe die Übung ab und spüre ihr nach.
  Was nimmst du wahr?

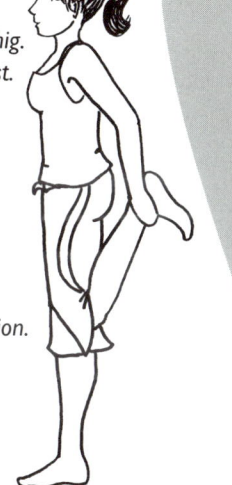

Wirkung:
Stärkt die Oberschenkelmuskeln.
Verbessert das Gleichgewicht, die Koordination und Konzentration.

Tipp:
Diese Übung hilft ins Gleichgewicht zu kommen.

Tänzer II

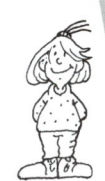

- Gehe in die Ausgangsstellung für den Tänzer I.
- Atme ein und streck den linken Arm über den Kopf.
- Atme aus und beuge dich vornüber.
- Zieh das rechte Bein mit der rechten Hand hoch und atme ruhig.
- Bleib so lange stehen, wie du im Gleichgewicht bleiben kannst.
- Komm zurück in die Bergstellung.
- Wiederhole die Übung mit dem anderen Bein.
- Schließe die Übung ab und spüre ihr nach.
  Was nimmst du wahr?

Wirkung:
Stärkt die Oberschenkelmuskeln.
Verbessert das Gleichgewicht, die Koordination und Konzentration.

Tipp:
Diese Übung hilft ins Gleichgewicht zu kommen.

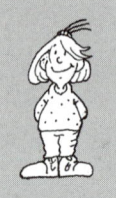
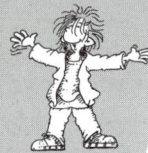

Delfin

- Gehe auf Hände und Knie.
- Lege die Unterarme auf den Boden und falte die Finger der Hände ineinander.
- Stelle die Zehen auf und streck das Gesäß in die Höhe.
- Strecke die Beine, bring die Fersen auf den Boden und halte den Kopf tief.

Wirkung:
Stärkt die Muskeln der Arme, Schultern, des Rückens und der Beine. Regt die Blutzufuhr zum Gehirn an.

Tipp:
Diese Übung hilft besser zu denken.

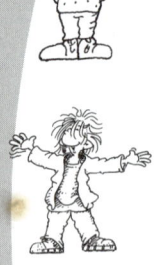

Taube

- Beginne in der Sprinterstellung, mit dem linken Fuß zwischen den Händen.
- Lege das rechte Bein unter dem Bauch auf den Boden, parallel zu den Hüften.
- Strecke das linke Bein, so dass der Fuß flach auf dem Boden liegt.
- Lass die Hände so weit nach vorne gleiten, wie es geht, und lege den Kopf zwischen den Armen auf den Boden.
- Atme ruhig und halte diese Stellung, so lange es geht.
- Komm zurück in die Ausgangsstellung und spüre der Übung nach.
- Wiederhole die Übung mit dem anderen Bein.
- Spüre den Unterschied zwischen links und rechts. Was nimmst du wahr?

Wirkung:
Stärkt die Oberschenkelmuskeln, die Leiste und das Knie.

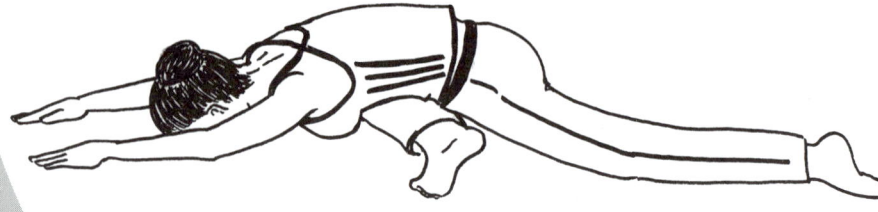

Rutsche

- Lege dich auf den Rücken.
- Beuge die Beine und setze die Füße flach auf den Boden.
- Lege die Hände auf Höhe der Schultern flach auf den Boden.
- Die Finger zeigen in Richtung Füße.
- Atme ein und streck die Arme, so dass dein Körper vom Boden hochkommt.
- Richte deinen Rücken gerade aus und press die Füße in den Boden.
- Atme ruhig und halte diese Stellung, so lange es geht.
- Komm zurück in die Rückenlage.
- Wiederhole die Übung ein paar Mal.

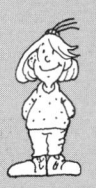
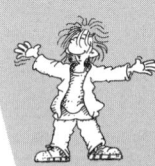

Wirkung:
Kräftigt die Muskeln von Armen und Beinen.

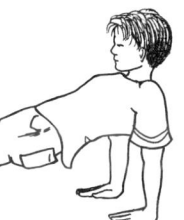

Tipp:
Diese Übung hilft, Probleme von sich abgleiten zu lassen.

Halbmond

- Ausgangslage ist der Diamantsitz.
- Gehe auf die Knie und strecke das rechte Bein zur Seite.
- Halte die Arme am Körper.
- Atme ein und bring die Arme seitlich auf Schulterhöhe.
- Atme ein und beuge so weit als möglich nach rechts.
- Schau unter dem linken Arm hindurch an die Decke.
- Der Oberkörper sollte parallel zu den Beinen sein.
- Atme ruhig und halte diese Stellung, so lange es geht.
- Atme ein und richte den Oberkörper auf.
- Atme aus und bring die Arme zum Körper hin.
- Komm zurück in die Ausgangslage und fühle den Unterschied zwischen links und rechts.
- Wiederhole die Übung, streck diesmal das linke Bein zur Seite.
- Wiederhole die Übung ein paar Mal auf beiden Seiten.
- Schließe die Übung ab und spüre ihr nach. Was nimmst du wahr?

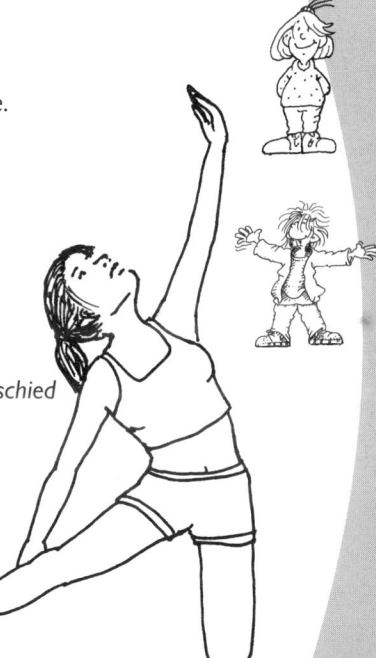

Wirkung:
Stärkt die Muskeln an der Seite des Rumpfes und am Bauch.

Tipp:
Diese Übung verhilft zu einer schlanken Taille.

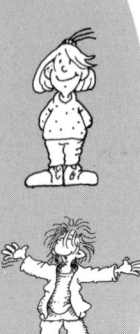

Hund

- *Gehe auf alle viere und spreize die Finger.*
- *Atme ein und streck das Gesäß in die Höhe.*
- *Strecke die Arme und Beine.*
- *Die Füße sind flach am Boden.*
- *Schau zum Nabel hin.*
- *Atme ruhig und halte diese Stellung, so lange es geht.*
- *Komm zurück in die Ausgangsstellung.*
- *Wiederhole die Übung ein paar Mal.*
- *Schließe die Übung ab und spüre ihr nach. Was nimmst du wahr?*

Wirkung:
*Hält die Kniemuskeln, die Fersen und die Waden geschmeidig.
Stärkt die Armmuskeln.
Regt die Blutzufuhr zum Gehirn an.*

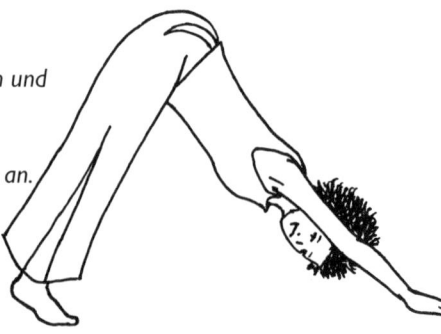

Tipp:
Diese Übung verhilft zu Klarheit im Kopf.

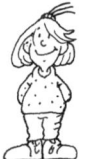
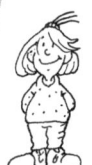

Holzhacker

- *Stelle dich aufrecht mit gespreizten Beinen hin.*
- *Lege die Handflächen gegeneinander.*
- *Atme ein und streck die Arme hoch über den Kopf.*
- *Beuge dich nach vorne und führe die Arme zwischen den Beinen nach hinten.*
- *Atme dabei kräftig aus.*
- *Wiederhole die Übung ein paar Mal im Rhythmus deines Atems.*
- *Schließe die Übung ab und spüre ihr nach. Was nimmst du wahr?*

Wirkung:
*Öffnet den Brustkasten, wodurch der Atem freier fließen kann.
Stimuliert das Ausatmen, was eine reinigende Wirkung hat.
Spendet Energie.
Macht den Rücken geschmeidig.*

Tipp:
Diese Übung hilft, wenn du wütend bist.

Kerze

- Lege dich auf den Rücken.
- Ziehe die Knie an.
- Beuge die Arme und stütze den unteren Rücken mit den Händen.
- Atme ein und streck die Beine in die Höhe.
- Halte den Rücken so gerade wie möglich, die Schultern am Boden.
- Atme ruhig und halte diese Stellung, so lange es geht.
- Komm zurück in die Rückenlage.
- Wiederhole die Übung ein paar Mal.
- Schließe die Übung ab und spüre ihr nach. Was nimmst du wahr?

Wirkung:
Hält die Wirbelsäule geschmeidig.
Verbessert die Verdauung.
Gut für den Blutkreislauf.
Entledigt den Körper von Abfallstoffen.

Tipp:
Diese Übung sollte bei Genickbeschwerden
und während der Menstruation nicht ausgeübt werden.

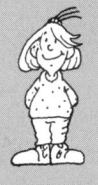
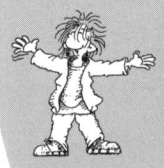
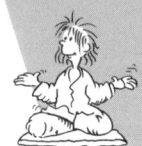

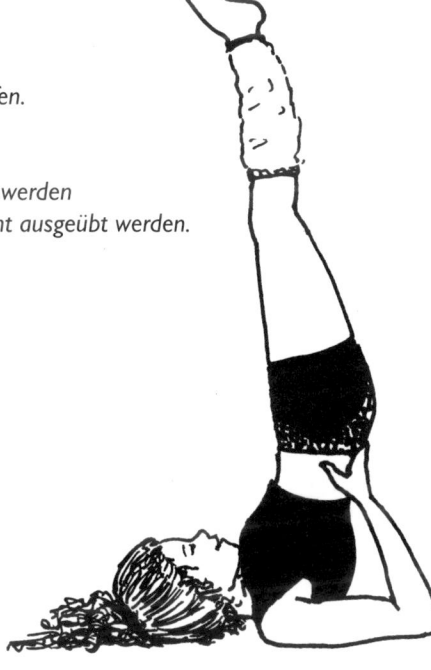

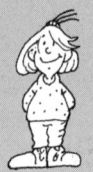

Kamel

- Setze dich auf deine Knie.
- Atme ein und richte den Körper auf.
- Atme aus und beuge dich vorsichtig nach hinten, lege die Hände auf das Gesäß.
- Lege nun die Hände vorsichtig flach auf die Füße und schau in die Höhe.
- Atme ruhig und bleibe sitzen, so lange es angenehm ist.
- Komm zurück in die Ausgangsstellung.
- Wiederhole die Übung zwei Mal.
- Ruhe aus in der Mausstellung.
- Komm nach einer Weile langsam wieder hoch.
- Schließe die Übung ab und spüre ihr nach. Was nimmst du wahr?

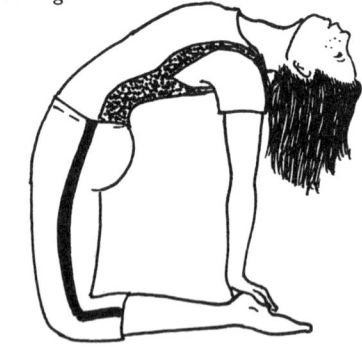

Wirkung:
Hält den Rücken beweglich.
Hält die Organe im Bauch gesund.
Stärkt die Muskeln in Rücken, Unterbauch und Oberschenkeln.

Tipp:
Diese Übung hilft, die Taille in Form zu halten.
Diese Übung sollte bei Genick- oder Rückenbeschwerden nicht ausgeübt werden.

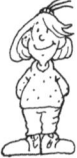

Katze

- Gehe auf alle viere und spreize die Finger.
- Atme ein, mache ein hohles Kreuz, drücke das Gesäß hoch und den Kopf nach hinten.
- Atme aus, bring den Bauch hoch, das Gesäß nach unten und den Kopf nach vorn.
- Wiederhole die Übung ein paar Mal im Rhythmus deines Atems.
- Schließe die Übung ab und spüre ihr nach. Was nimmst du wahr?

Wirkung:
Hält den Rücken kräftig und beweglich.
Verbessert die Zirkulation im ganzen Körper.

Tipp:
Diese Übung hilft am Morgen wach zu werden.

Kuh

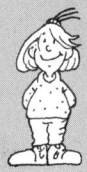

- Starte auf allen vieren.
- Stelle nun den linken Fuß vor das rechte Knie auf den Boden.
- Schieb das linke Bein der Außenkante des rechten Beins entlang und setz dich auf die rechte Ferse.
- Atme ein und streck beide Arme in die Höhe.
- Atme aus und lege die linke Hand auf die linke Schulter, die rechte Hand auf den unteren Rücken.
- Bring beide Hände zueinander und versuch, die Hände zu fassen.
- Atme ruhig und halte diese Stellung, so lange es angenehm ist.
- Komm zurück in die Ausgangslage.
- Wiederhole die Übung, aber mit den anderen Armen und Beinen.
- Schließe die Übung ab und spüre ihr nach. Spüre den Unterschied zwischen links und rechts.

Wirkung:
Hält die Gelenke von Schultern und Armen geschmeidig.
Verhilft zu einer guten Haltung.
Entspannt die Muskeln von Brust und oberem Rücken.

Tipp:
Diese Übung hilft, wenn man lange Zeit am Computer gearbeitet hat.

Kaninchen

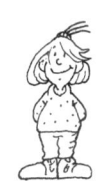

- Gehe auf Hände und Knie wie bei der Ausgangsstellung «Katze».
- Beuge dich vor und lege Kopf und Brust auf den Boden.
- Strecke die Arme nach hinten und dann nach vorne aus.
- Strecke die Arme zur Seite.
- Atme ruhig.
- Komm zurück auf die Knie.
- Wiederhole die Übung.

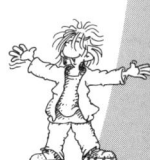

Wirkung:
Stärkt den Rücken und Nacken, die Schultern und Arme.
Regt die Blutzufuhr zum Gehirn an.

Tipp:
Diese Übung hilft nach einem geschäftigen Tag zu entspannen.

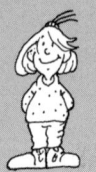

Krähe

* Gehe in die Hocke, die Füße leicht auseinander.
* Lege die Hände zwischen die Füße auf den Boden.
* Presse die Arme gegen die Beine.
* Verlagere das Gewicht auf die Hände, bis die Füße vom Boden kommen.

Wirkung:
Kräftigt die Muskeln von Armen, Handgelenken und Fingern.
Verbessert das Gleichgewicht, die Koordination und Konzentration.

Tipp:
Brillenträger sollten die Brille ablegen. Lege ein Kissen auf den Boden, um
den Kopf zu schützen, falls du vornüberfällst.
Diese Übung hilft zu fokussieren.

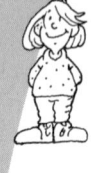

Krieger I

* Stelle dich aufrecht mit gespreizten Beinen hin.
* Der linke Fuß zeigt nach vorn, der rechte zur Seite.
* Dreh den Körper in Richtung des rechten Fußes.
* Atme ein, bring die Arme seitwärts hoch und streck sie
  über den Kopf.
* Lege die Handflächen gegeneinander.
* Atme aus und beuge das rechte Knie vor.
* Bleibe stehen, so lange du im Gleichgewicht bleiben
  kannst, atme ruhig.
* Stelle dich aufrecht hin.
* Wiederhole die Übung mit dem anderen Bein.

Wirkung:
Kräftigt die Muskeln von Rücken, Schultern
und Beinen.

Tipp:
Diese Übung verhilft zu mehr Selbstvertrauen.

Krieger II

- Stelle dich aufrecht mit gespreizten Beinen hin.
- Der linke Fuß zeigt nach vorn, der rechte zur Seite.
- Atme ein und bring die Arme seitlich auf Schulterhöhe.
- Atme aus und beuge das rechte Knie vor.
- Schau auf die Finger der rechten Hand.
- Bleibe stehen, so lange du im Gleichgewicht
  bleiben kannst, atme ruhig.
- Stelle dich aufrecht hin.
- Wiederhole die Übung mit dem anderen Bein.

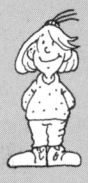

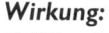

Wirkung:
Kräftigt die Muskeln von Rücken, Schultern
und Beinen.

Tipp:
Diese Übung verhilft zu mehr
Selbstvertrauen.

Krieger III

- Stelle dich aufrecht mit gespreizten Beinen hin.
- Der linke Fuß zeigt nach vorn, der rechte zur Seite.
- Drehe den Körper in Richtung des rechten Fußes.
- Atme ein, bring die Arme seitwärts hoch und streck sie über den Kopf.
- Lege die Handflächen gegeneinander (bis zu diesem Schritt wie Krieger I).
- Strecke das Bein.
- Beuge langsam den Oberkörper nach vorne.
- Strecke gleichzeitig das hintere Bein hoch.
- Stelle dich wieder aufrecht hin.
- Wiederhole die Übung mit dem anderen Bein.

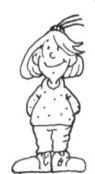

Wirkung:
Kräftigt die Muskeln von Rücken, Schultern und Beinen.

Tipp:
Diese Übung verhilft zu mehr Selbstvertrauen.

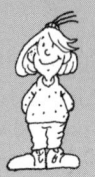

Löwe

- Setz dich auf deine Fersen, auf den Zehen stehend.
- Lege die Hände vor die Knie auf den Boden.
- Drehe die Fingerspitzen Richtung Knie und strecke die Arme.
- Schaue geradeaus, strecke die Zunge raus und öffne die Augen weit.

Wirkung:
Entspannt das Kinn.
Öffnet die Kehle.
Hilft bei schlechtem Atem.

Tipp:
Diese Übung hilft bei Beschwerden an der Kehle.

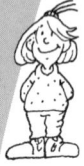

Maus

- Ausgangslage ist der Diamantsitz.
- Beuge dich vor und lege die Stirne auf den Boden.
- Lege die Arme nach hinten, den Beinen entlang, auf den Boden.
- Schließ die Augen und bleib kurz in dieser Stellung.
- Komm dann langsam hoch.
- Schließe die Übung ab und spüre ihr nach. Was nimmst du wahr?

Wirkung:
Stärkt die Rückenmuskeln.
Gibt ein Gefühl von Geborgenheit.
Organe werden massiert, was für die Blutzirkulation gut ist.

Tipp:
Diese Übung ist zu empfehlen nach der Schlange, dem Rad, Kamel, Fisch und Schwan.

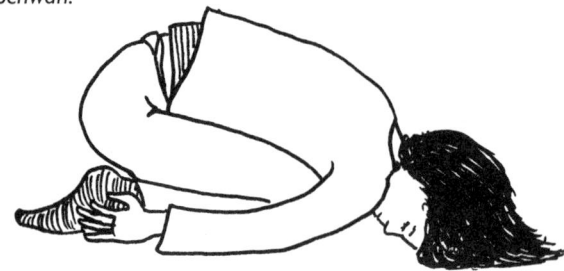

Pflug

- Ausgangslage ist die Kerze.
- Bringe die Füße dann hinter dir auf den Boden und streck die Beine durch.
- Lasse die Hände auf dem Boden ruhen.
- Atme ruhig und halte diese Stellung, so lange es angenehm ist.
- Komm wieder in die Rückenlage und ruhe kurz aus.
- Wiederhole die Übung ein paar Mal.
- Schließe die Übung ab und spüre ihr nach. Was nimmst du wahr?

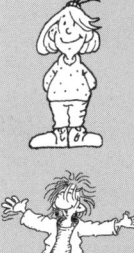
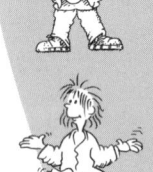

Wirkung:
Stärkt die Rückenmuskeln.
Verbessert die Verdauung.
Hilft dem Körper, sich von Abfallstoffen
zu entledigen.

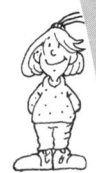

Tipp:
Diese Übung soll bei Genickbeschwerden, hohem Blutdruck und bei Menstruation nicht ausgeübt werden.

Schildkröte

- Setze dich mit gespreizten Beinen hin.
- Atme ein und streck die Arme in die Höhe.
- Atme aus, beuge dich vor und lege den Kopf auf den Boden.
- Greif mit den Armen unter den Kniekehlen hindurch und lege die Hände mit der Handfläche nach oben auf den Boden.
- Atme ruhig und halte diese Stellung, so lange es angenehm ist.
- Komm langsam hoch.
- Wiederhole die Übung ein paar Mal.
- Schließe die Übung ab und spüre ihr nach. Was nimmst du wahr?

Wirkung:
Kräftigt die Muskeln von Rücken, Armen und Beinen.

Tipp:
Diese Übung hilft, wenn man sich kurz zurückziehen will.

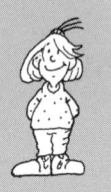

Schlange

- Lege dich auf den Bauch.
- Lege die Hände auf Höhe der Brust flach auf den Boden.
- Stütze die Stirne auf den Boden.
- Atme ein und stoße dich langsam hoch, indem du die Arme durchstreckst und den Kopf hochhältst.
- Atme aus und komm wieder nach unten.
- Wiederhole die Übung ein paar Mal.
- Ruhe dann in der Mausstellung.
- Schließe die Übung ab und spüre ihr nach. Was nimmst du wahr?

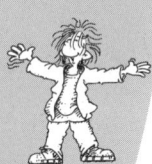

Wirkung:
Stärkt die Muskeln des Rückens, der Schultern, die Ellbogen und Handgelenke.
Öffnet den Brustkasten, wodurch der Atem freier fließen kann.
Massiert und aktiviert die Organe.

Tipp:
Diese Übung vermindert Bauchbeschwerden.

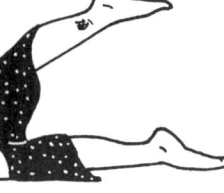

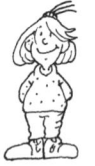

Heuschrecke

- Lege dich auf den Bauch.
- Die Arme liegen am Körper entlang, die Handflächen nach unten.
- Atme ein und streck das linke Bein in die Höhe.
- Atme aus und bring das gestreckte Bein wieder langsam auf den Boden.
- Wiederhole die Übung ein paar Mal und wechsle die Beine ab.
- Schließe die Übung ab und spüre ihr nach. Was nimmst du wahr?

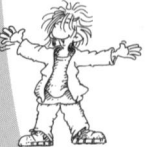

Wirkung:
Kräftigt die Muskeln von Rücken und Beinen.
Bauch und Organe werden massiert.

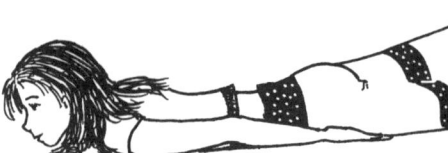

Sprinter

- Ausgangsstellung ist der Hund, auf Händen und Füßen.
- Lege die Hände auf Höhe der Schultern flach auf den Boden.
- Bringe den linken Fuß nach vorn zwischen die Hände, das Knie angewinkelt.
- Strecke das rechte Bein nach hinten.
- Bleibe so stehen und atme ruhig.
- Komm zurück in die Ausgangsstellung.
- Wiederhole die Übung mit dem anderen Bein.
- Schließe die Übung ab und spüre ihr nach. Was nimmst du wahr?

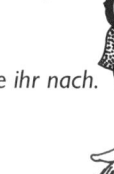
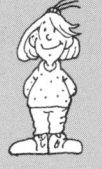
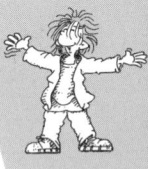

Wirkung:
Stärkt die Beinmuskeln.

Stuhl

- Stelle dich aufrecht in der Bergstellung hin.
- Atme ein und strecke die Arme auf Schulterhöhe waagrecht nach vorne aus.
- Atme aus und beuge die Knie, als ob du dich auf einen Stuhl setzen würdest.
- Halte den Oberkörper aufrecht, die Oberschenkel waagrecht.
- Bleibe so lange als möglich in dieser Stellung und atme ruhig.
- Komme zurück in die Bergstellung.
- Wiederhole die Übung ein paar Mal.
- Schließe die Übung ab und spüre ihr nach. Was nimmst du wahr?

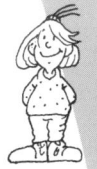

Wirkung:
Verbessert das Gleichgewichtsgefühl und das Koordinationsvermögen.
Stärkt die Beinmuskeln.
Beugt dem Steifwerden von Fußgelenken, Knien und Hüften vor.

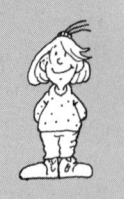

Tisch

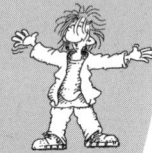

- Setze dich mit gebeugten Beinen, die Füße flach auf den Boden gestellt.
- Die Hände sind neben den Hüften am Boden, die Finger zeigen zu den Füßen.
- Atme ein und drücke das Gesäß in die Höhe.
- Strecke die Arme durch und lasse den Kopf sanft nach hinten fallen.
- Atme ruhig und halte diese Stellung, so lange es angenehm ist.
- Komm zurück in die Ausgangsstellung.
- Wiederhole die Übung ein paar Mal.
- Schließe die Übung ab und spüre ihr nach. Was nimmst du wahr?

Wirkung:
Kräftigt die Muskeln von Armen und Schultern.
Öffnet Brust und Kehle.

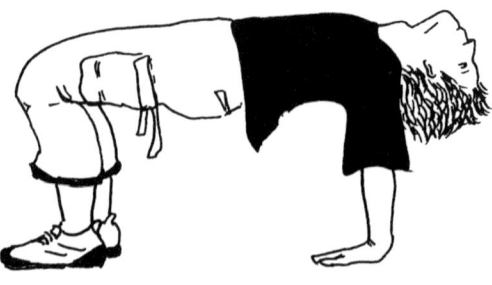

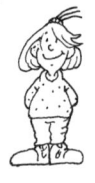

Tiger

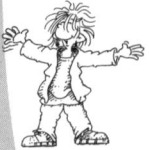

- Geh in die Ausgangsstellung für die Katze.
- Atme ein und strecke das linke Bein nach hinten.
- Atme aus und beuge das linke Knie vor, bis zur Nase.
- Wiederhole die Übung ein paar Mal im Rhythmus deines Atems.
- Wiederhole die Übung mit dem anderen Bein.

Wirkung:
Kräftigt die Muskeln von Rücken, Armen und Beinen.
Verbessert die Zirkulation im ganzen Körper.
Verbessert das Gleichgewicht, die Koordination und Konzentration.

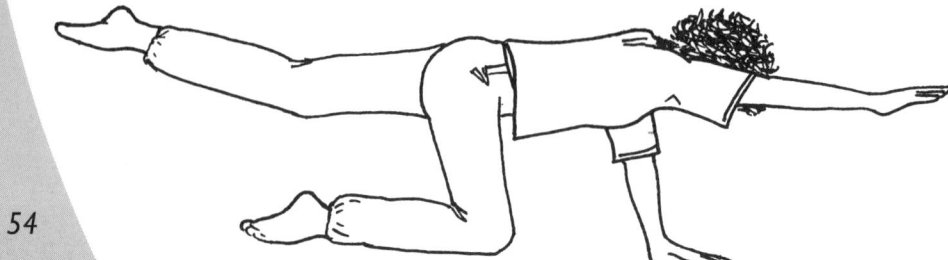

Eule

- *Kauere dich mit einem geraden Rücken hin.*
- *Nimm die Arme auf den Rücken und falte die Hände.*
- *Schau so weit als möglich über die Schulter, links, dann rechts.*

Wirkung:
Verbessert das Gleichgewicht.
Hält die Gelenke von Hals, Hüften, Knie und Fußgelenke geschmeidig.

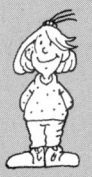

Fisch

- *Lege dich auf den Rücken.*
- *Beuge die Arme und drück die Ellbogen und Hände gegen den Boden.*
- *Hebe die Brust hoch, so dass der Rücken ein hohles Kreuz macht.*
- *Beuge den Kopf langsam nach hinten zum Boden.*
- *Schließ die Augen und atme ruhig durch.*
- *Atme ruhig und halte diese Stellung, so lange es angenehm ist.*
- *Komm langsam wieder in die Rückenlage.*
- *Schließe die Übung ab und spüre ihr nach. Was nimmst du wahr?*

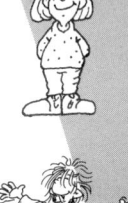

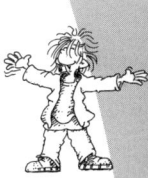

Wirkung:
Vergrößert den Raum der Lungen.
Ermöglicht dir, tief Atem zu holen.

Tipp:
Diese Übung hilft bei Asthmabeschwerden.

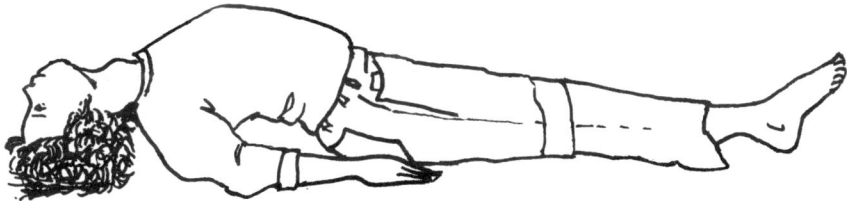

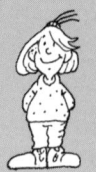

Flugzeug

- Stelle dich aufrecht in der Bergstellung hin.
- Atme ein und bring die Arme seitlich auf Schulterhöhe.
- Atme aus und beuge den Oberkörper vor in die Waagrechte.
- Strecke gleichzeitig das rechte Bein nach hinten hoch.
- Bleibe stehen, so lange du im Gleichgewicht bleiben kannst, atme ruhig.
- Komm zurück in die Bergstellung.
- Wiederhole die Übung mit dem anderen Bein.
- Schließe die Übung ab und spüre ihr nach. Was nimmst du wahr?

Wirkung:
Verbessert das Gleichgewicht, die Koordination und Konzentration.

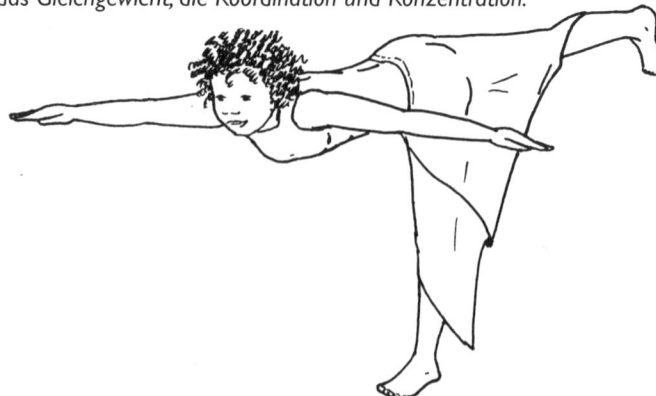

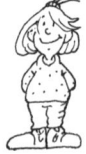

Schmetterling

- Setze dich auf den Boden.
- Lege die Fußsohlen gegeneinander und pack die Füße.
- Der Rücken ist gerade.
- Drücke die Knie zum Boden, dann wippe mit den Knien auf und nieder.

Wirkung:
Hält Knie, Hüften, Fußgelenke und den Rücken geschmeidig.

Tipp:
Diese Übung ist während der Menstruation nicht empfohlen.

Wal

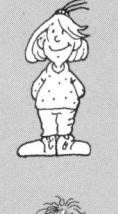

- Du liegst auf dem Rücken, die Beine in den Knien angewinkelt, die Fußsohlen gegen den Boden gedrückt.
- Packe mit den Händen die Fußgelenke.
- Bringe das Becken hoch.
- Lasse einen Fuß los und strecke ein Bein in die Höhe, wie eine Wasserfontäne.
- Wiederhole die Übung mit dem anderen Bein.

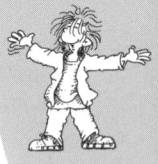

Wirkung:
Gibt dem Rücken und Bauch neue Energie.
Hält das Rückgrat beweglich.

Rad

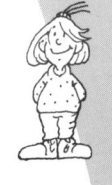

- Lege dich auf den Rücken.
- Beuge die Beine und stelle die Füße flach auf den Boden, so dicht ans Gesäß wie möglich.
- Halte die Hände neben dem Kopf auf den Boden, Handflächen nach unten.
- Atme ein und streck Arme und Beine durch, so dass dein Körper einen Bogen bildet.

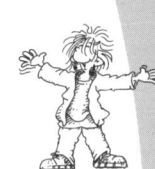

- Atme ruhig und halte diese Stellung, so lange es angenehm ist.
- Komm zurück in die Rückenlage.
- Wiederhole die Übung ein paar Mal.
- Schließe die Übung ab und spüre ihr nach.

Wirkung:
Kräftigt die Muskeln von Beinen, Armen und Rücken.
Diese Übung hält dein Rückgrat flexibel und gesund.
Öffnet die Brust, so dass du tiefer atmen kannst.

Tipp:
Diese Übung hilft
bei Asthmabeschwerden.

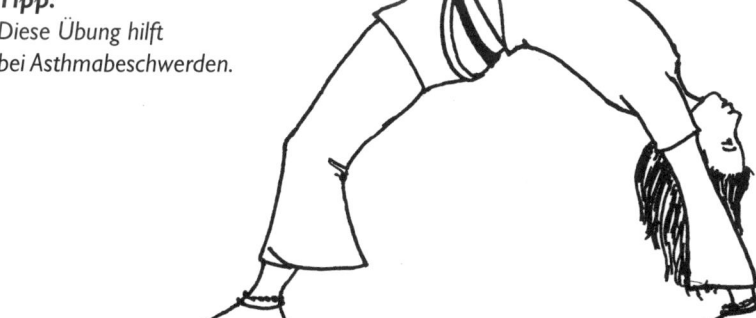

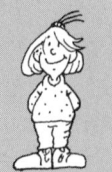

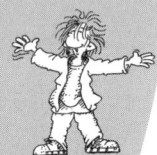

Schwan

- Lege dich auf den Bauch.
- Strecke die Unterschenkel hinten hoch und packe die Fußgelenke.
- Atme ein, richte die Brust auf, halte die Arme gestreckt.
- Atme aus und geh zurück in die Bauchlage.
- Wiederhole die Übung ein paar Mal.
- Ruhe aus in der Mausstellung.
- Schließe die Übung ab und spüre ihr nach. Was nimmst du wahr?

Wirkung:
Stärkt die Muskeln in Rücken und Bauch.
Macht den Rücken beweglich.
Öffnet die Brust, so dass du tiefer atmen kannst.

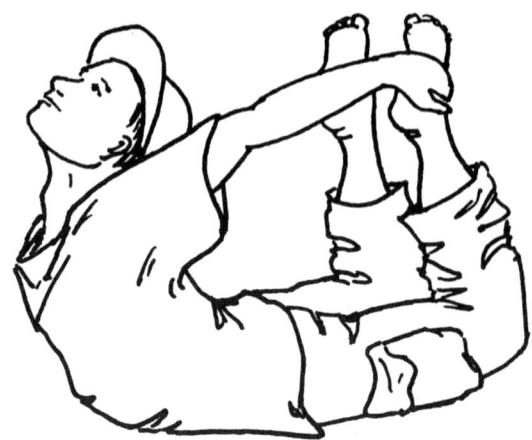

Teil 4
Partneryoga und Yogagrüße

Paarübungen

Partneryoga sind Paarübungen. Bei dieser Zusammenarbeit muss man einander vertrauen. Daher sollte man nie zwei Leute zur Zusammenarbeit zwingen, die das nicht ausdrücklich wollen. Jugendliche lernen, gegenseitig Grenzen zu erkennen und einander zu respektieren.

Arme heben

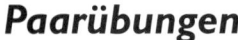

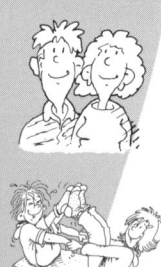

- Setzt euch im Schneidersitz hintereinander auf den Boden.
- Wer vorne sitzt, faltet seine Hände auf dem Rücken.
- Die hintere Person packt die Hände der vorderen.
- Sie hebt die Arme vorsichtig in die Höhe.
- Die vordere Person sagt, wann es reicht (keine Schmerzen).
- Nach einer Zeit werden die Arme langsam wieder gesenkt.
- Wiederholt die Übung mit getauschten Rollen.

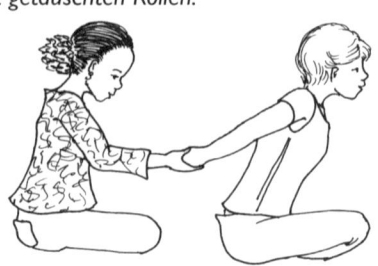

Beine heben

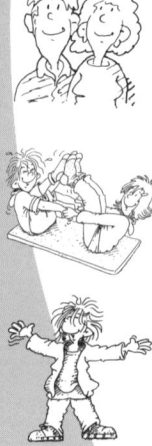

- Beide gehen auf alle viere.
- Das Gesäß zeigt zueinander, aber berührt einander nicht.
- Beide heben auf derselben Seite ein Bein hoch, legen die Fußsohlen gegeneinander.
- Die beiden drücken nun abwechslungsweise gegeneinander, so dass sich die Füße nach vorn und wieder zurück bewegen.
- Kommt zurück in die Ausgangsstellung.
- Wiederholt die Übung mit dem anderen Bein.

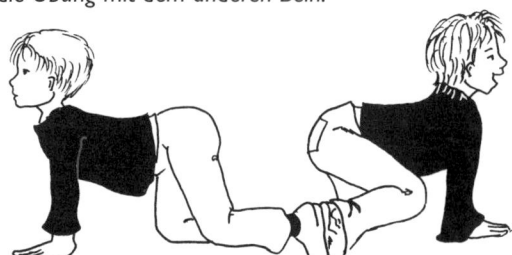

Hände heben

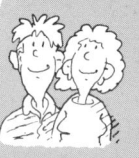

- Setzt euch einander gegenüber auf die Fersen.
- Haltet die Hände der Person gegenüber fest, die Finger ineinander verflochten.

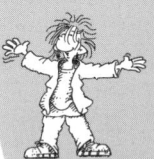

- Atmet ein, richtet euch auf, bringt die Arme seitlich hoch und streckt sie über euren Kopf.
- Atmet aus, bringt die Arme nach unten und setzt euch wieder auf die Fersen.

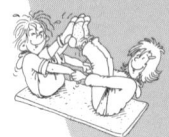

- Wiederholt die Übung ein paar Mal.

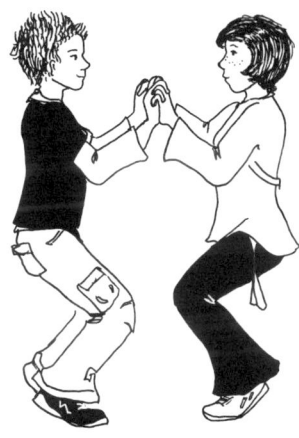

Doppelter Tänzer

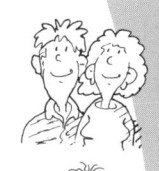

- Steht einander gegenüber.
- Gebt einander die rechte Hand auf Brusthöhe, die Arme leicht angewinkelt.

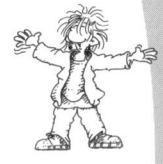

- Verlagert das Gewicht auf den rechten Fuß, packt mit der linken Hand den eigenen linken Fuß.
- Atmet ein und streckt den Arm in die Höhe.
- Atmet aus und beugt euch vorsichtig vor.

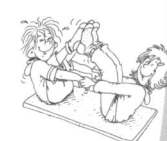

- Atmet ruhig weiter, bleibt so stehen und haltet einander im Gleichgewicht.
- Kommt zurück in die Ausgangsstellung.
- Wiederholt die Übung mit dem anderen Bein.

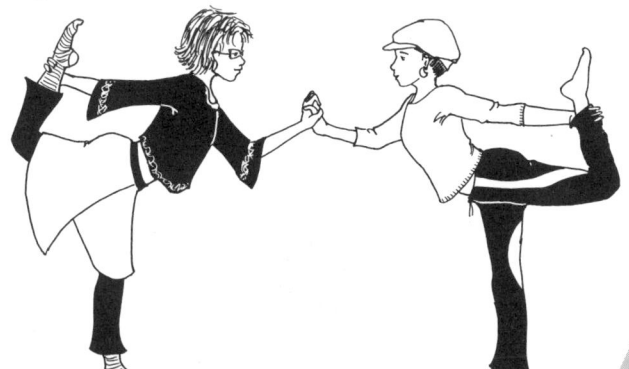

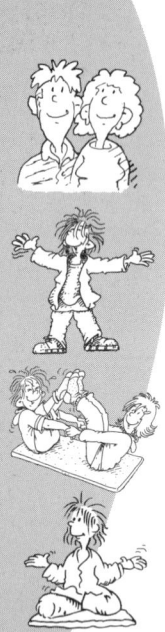

Doppelte Kerze

- Legt euch Kopf an Kopf auf den Rücken.
- Legt die Arme seitlich neben dem Kopf auf den Boden und packt die Hände des Partners.
- Hebt die Beine hoch.
- Versucht so hoch zu kommen, dass eure Zehen jene des Partners oder der Partnerin berühren.
- Atmet ruhig weiter, bleibt in dieser Kerzenhaltung und stützt einander im Gleichgewicht.
- Kommt zurück in die Ausgangsstellung.
- Wiederholt die Übung ein paar Mal.

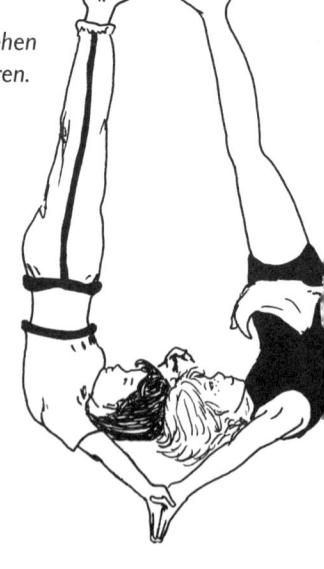

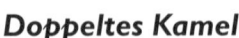

Doppeltes Kamel

- Setzt euch Rücken an Rücken auf eure Fersen. Die Zehen berühren sich.
- Streckt die Hände über den Kopf und gebt einander die Hände.
- Atmet ein, richtet euch auf und beugt euch vorsichtig nach hinten gegeneinander.
- Haltet einander im Gleichgewicht und bleibt einen Moment in dieser Stellung.
- Lasst die Hand des Partners los und beugt euch vor, so dass die Stirne den Boden berührt.
- Atmet ruhig und bleibt einen Moment in dieser Stellung.
- Kommt zurück in die Ausgangsstellung.
- Wiederholt die Übung ein paar Mal.

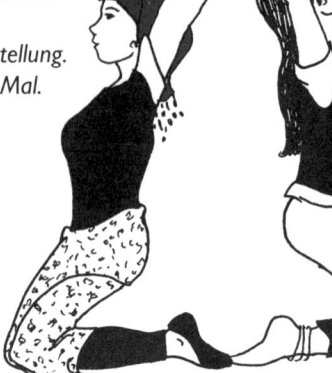

Doppeltes Boot

- Setzt euch einander gegenüber auf den Boden.
- Zieht die Beine mit gebeugten Knien an und haltet die Fußsohlen gegen jene der Person gegenüber. Haltet einander an den Händen fest, außerhalb der Beine.
- Streckt die Beine zwischen den Armen in die Höhe, so dass eine Pyramide entsteht.
- Bleibt einen Moment in dieser Stellung und kommt zurück in die Ausgangslage.
- Wiederholt die Übung, dieses Mal mit gestreckten Beinen und den Händen auf der Innenseite der Beine.
- Wiederholt die ganze Übung ein paar Mal.

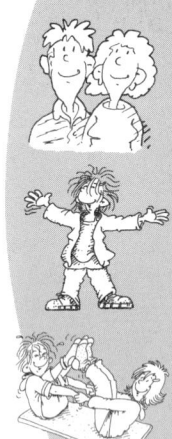

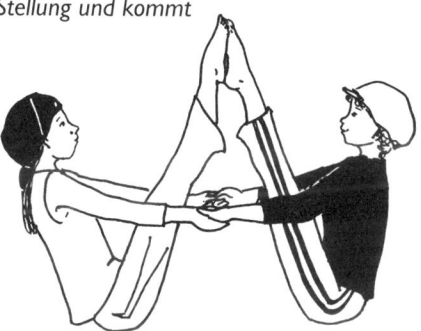

Doppelter Baum

- Stellt euch aufrecht nebeneinander hin, die Schultern berühren sich.
- Verlagert das Gewicht auf das innere Bein.
- Beugt das Knie des äußeren Beins und legt den Fuß auf die Innenseite des Oberschenkels.
- Packt mit der Hand auf der Seite des Partners den Fuß des Partners.
- Bringt den anderen Arm hinter den Rücken und packt die Hand des Partners.
- Bleibt einen Moment in dieser Stellung, haltet den Rücken so gerade wie möglich.
- Kommt zurück in die Ausgangsstellung.
- Wiederholt die Übung mit dem anderen Bein.

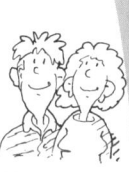

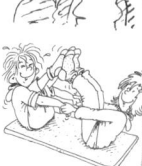

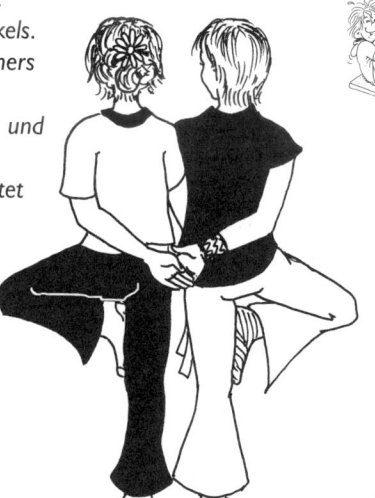

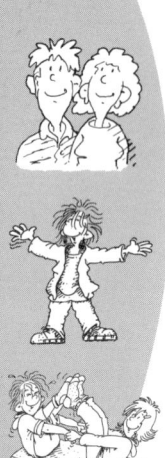

Doppelte Schildkröte

- Setzt euch Rücken an Rücken auf den Boden.
- Zieht die Beine an und stellt die Fußsolen flach auf den Boden.
- Führt die Arme unter den Beinen hindurch nach hinten, gebt einander die Hände.
- Beugt euch vorsichtig nach vorn, bis die Stirn den Boden berührt.
- Atmet ruhig durch und haltet die Stellung, so lange es angenehm ist.
- Kommt zurück in die Ausgangsstellung.
- Wiederholt die Übung ein paar Mal.

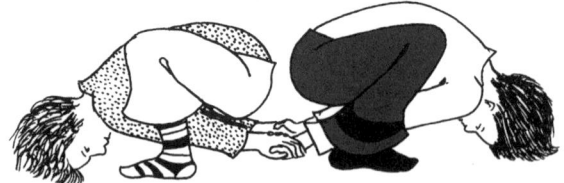

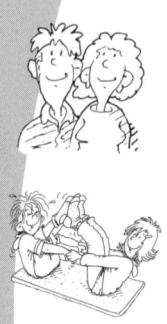

Doppelte Drehung

- Setzt euch im Schneidersitz einander gegenüber hin.
- Bringt den rechten Arm hinter den Rücken und packt die linke Hand des Partners.
- Atmet ein, dreht euch so weit wie möglich vom Partner weg und schaut über eure rechte Schulter.
- Atmet aus und kommt zurück in die Mitte.
- Wiederholt die Übung ein paar Mal.
- Kommt zurück in die Ausgangsstellung.
- Wiederholt die Übung mit der anderen Hand.

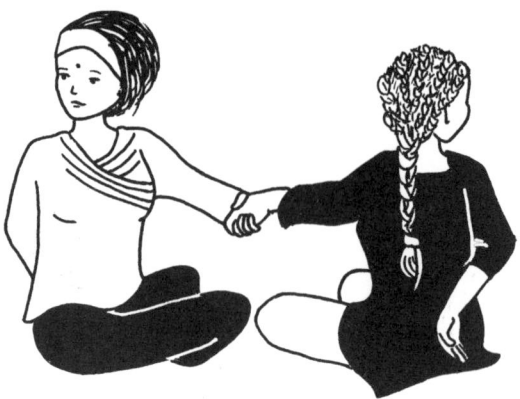

Doppelter Pflug

- Legt euch auf den Rücken, die Köpfe berühren sich leicht.
- Streckt die Arme seitlich aus und gebt einander die Hände.
- Die eine Person hebt beim Einatmen die gestreckten Beine hoch und beugt sie zur flach daliegenden anderen Person hin, bis die Zehen deren Nabel sanft berühren.
- Beim Ausatmen bringt die Person die Beine zurück auf den Boden.
- Wechselt ab und wiederholt die Übung.

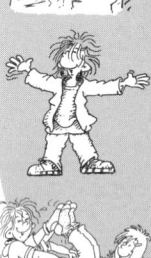

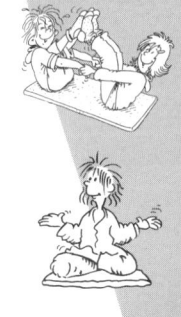

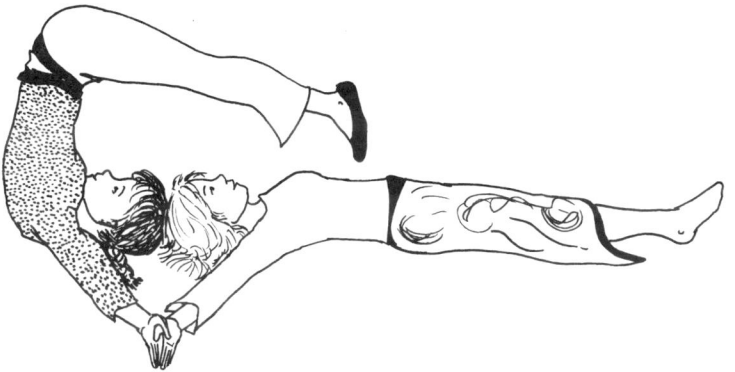

Zusammen drehen

- Setzt euch mit gespreizten Beinen einander gegenüber hin, die Fußsohlen berühren einander.
- Eine Person hebt das rechte, die andere das linke Bein und beide rollen sich auf den Bauch.
- Haltet die Füße gegeneinander und kommt so in die Hundestellung.
- Bewegt die Hände Richtung Füße und bringt bei gestrecktem Rücken euer Gesäß gegeneinander.
- Bleibt einen Moment mit geschlossenen Augen, Gesäß an Gesäß stehen.
- Kommt zurück in die Ausgangsstellung.
- Wiederholt die Übung ein paar Mal.

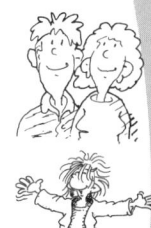

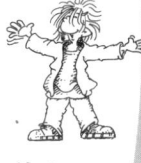

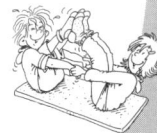

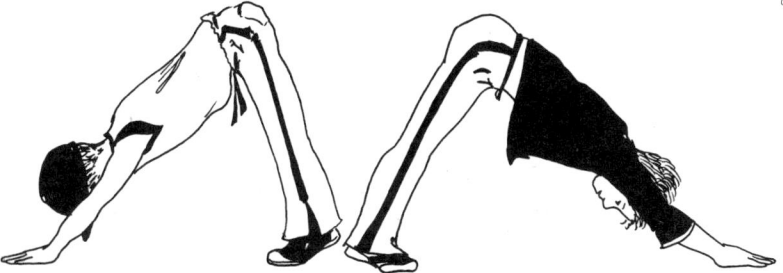

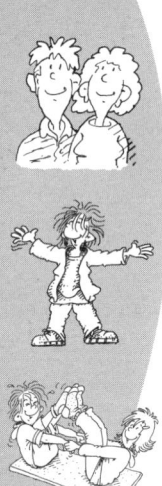

Zusammen beugen

- Stellt euch aufrecht hin, den Rücken gegeneinander, und gebt einander die Hände.
- Atmet ein und streckt die Hände über den Kopf.
- Atmet aus und beugt euch auf die eine Seite.
- Atmet ein und beugt euch in die Mitte.
- Atmet aus und beugt euch zur anderen Seite.
- Wiederholt die Übung ein paar Mal.

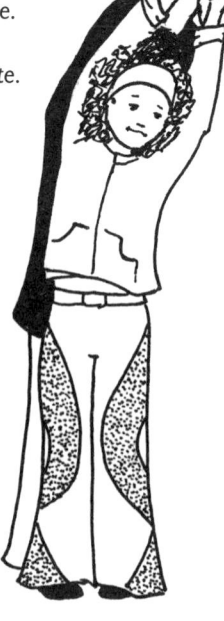

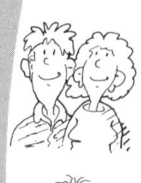

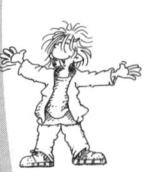

Zusammen rudern

- Setzt euch mit gespreizten Beinen einander gegenüber hin.
- Die Fußsohlen berühren einander, dann gebt euch die Hände.
- Die eine Person beugt sich beim Einatmen nach hinten, während sich die andere beim Ausatmen nach vorn beugt.
- Dann beugt sich die andere beim Einatmen nach hinten und die eine beim Ausatmen nach vorn.
- Wiederholt die Übung ein paar Mal.

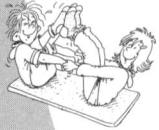

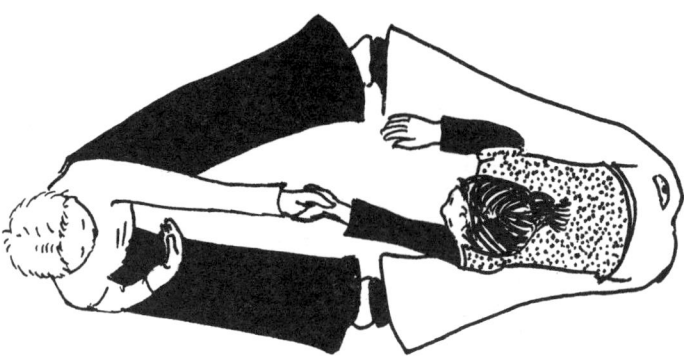

Zusammen hoch

- Setzt euch Rücken an Rücken auf den Boden.
- Zieht die Beine an und stellt die Füße flach auf den Boden.
- Verschränkt eure Arme an den Ellenbogen.
- Atmet ein und steht gleichzeitig auf.
- Atmet aus und setzt euch wieder auf den Boden.
- Wiederholt die Übung ein paar Mal.

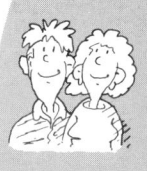
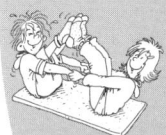

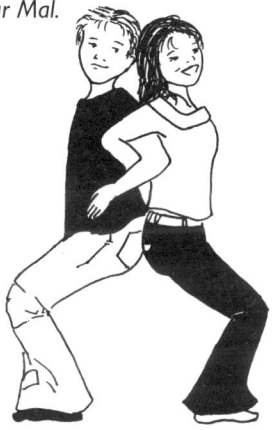

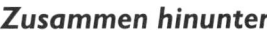

Zusammen hinunter

- Stellt euch mit gespreizten Beinen hin, Rücken an Rücken.
- Atmet ein, bringt die Arme seitlich hoch und streckt sie über den Kopf.
- Atmet aus und beugt euch in den Hüften nach vorn mit gestreckten Beinen.
- Packt zwischen den Beinen hindurch die Hände des anderen fest.
- Bleibt kurz so stehen und atmet ruhig.
- Lasst die Hände los, atmet ein und richtet euch langsam wieder auf.
- Wiederholt die Übung ein paar Mal.

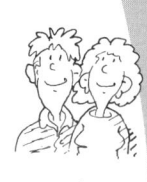
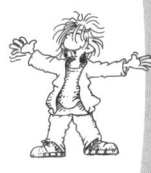
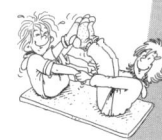

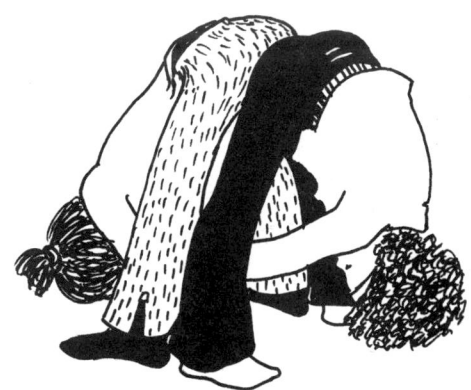

Yogagrüße

Yogagrüße bestehen aus einer Reihe von Stellungen, die im Rhythmus des Atmens gemacht werden. Die Yogagrüße vergrößern das Konzentrationsvermögen, weil man sowohl seinem Atem wie der Bewegung Aufmerksamkeit schenkt. Man kann die Grüße so oft wiederholen, wie es sich gut anfühlt.

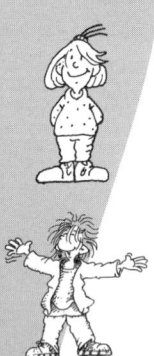

Sonnengruß

1. Stelle dich aufrecht hin (Bergstellung).
2. Atme ein, bring die Arme seitlich hoch und streck sie über den Kopf. Stell dir vor, du schaust zur Sonne und du fühlst ihre Wärme auf dem Körper (Strecke).
3. Atme aus, bringe die Hände nach unten, beuge dich vor und lege die Hände neben die Füße auf den Boden. Deine Finger zeigen nach vorn (Beuge vorwärts).
4. Atme ein, lasse die Hände an Ort auf dem Boden und gehe oder hüpfe mit beiden Beinen nach hinten. Bring das Gesäß in die Höhe und schau zum Nabel (Hund).
5. Atme aus, bring das Gesäß zu den Fersen und streck die Arme so weit als möglich nach vorn.
6. Atme ein, schieb den Oberkörper nach vorn und streck die Arme. Dein Oberkörper ist vom Boden abgehoben (Schlange).
7. Atme aus und bring das Gesäß in die Höhe, streck die Beine und schau zum Nabel (Hund).
8. Geh oder hüpf nach vorn und bring die Beine zwischen die Hände.
9. Atme ein und richte dich langsam auf (Bergstellung).
10. Wiederhole die Übung ein paar Mal.

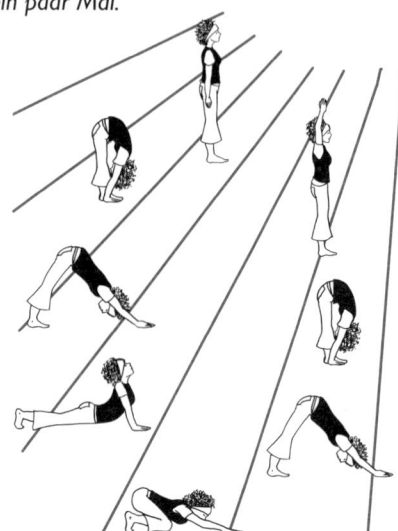

Mondgruß

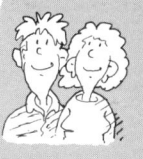

1. Stelle dich aufrecht hin (Bergstellung).
2. Atme ein und bring die Arme seitlich hoch über den Kopf. Lege die Hände zusammen, die Finger nach oben gerichtet (Strecke).
3. Atme aus und nimm die Hände vor die Brust (Gebetshaltung).
4. Atme ein und streck die Arme über dem Kopf aus. Stell dir vor, du schaust zum Mond und kannst die Kraft des Mondes fühlen.

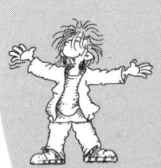

5. Atme aus, bringe die Hände zurück in Gebetshaltung und beuge die Knie. Lass die Knie nach außen fallen (Kauerstellung).
6. Atme ein und dreh den Körper nach rechts, drücke das linke Knie auf den Boden und das rechte Knie nach außen. Die Arme sind waagrecht ausgestreckt. Schau so weit als möglich über die rechte Schulter.
7. Atme aus und bring den Kopf zurück in die Mitte (Kauerstellung).
8. Atme ein, dreh den Körper nach links, bring das rechte Knie zum Boden und das linke Knie nach außen. Schau so weit als möglich über die linke Schulter.
9. Atme aus und bring den Kopf zurück in die Mitte (Kauerstellung).
10. Atme ein und richte dich langsam auf (Bergstellung).
11. Wiederhole die Übung ein paar Mal.

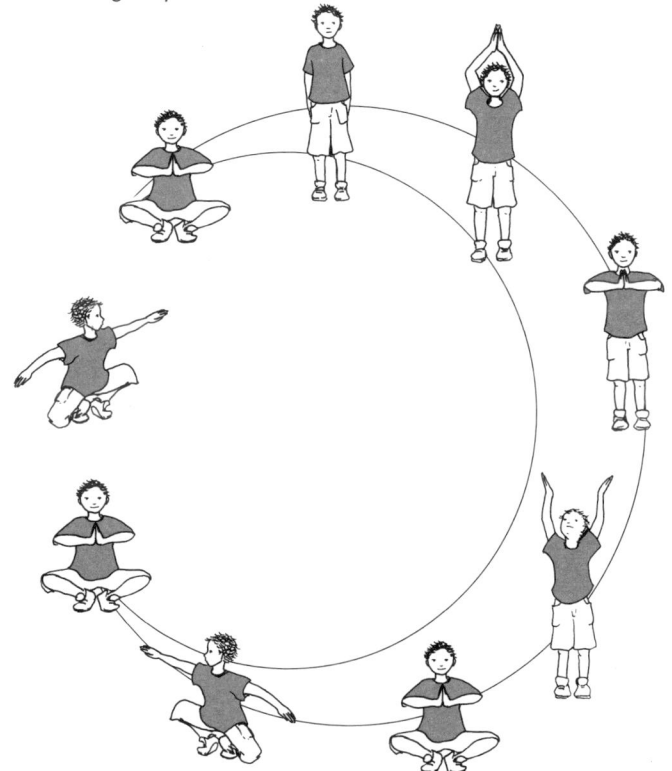

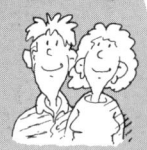

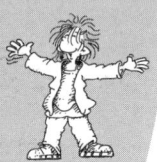

Sterngruß

1. Stelle dich aufrecht hin (Bergstellung).
2. Atme ein, bringe die Arme seitlich hoch und strecke sie über den Kopf.
3. Atme ein, beuge dich vornüber und lege die Hände auf den Boden (Beuge vorwärts).
4. Atme ein, lasse die Hände am Ort und mache einen Schritt oder hüpfe nach hinten, bringe das Gesäß in die Höhe und schau zum Nabel (Hund).
5. Atme aus, dreh die linke Hüfte und den linken Fuß eine Vierteldrehung nach rechts. Stell den rechten Fuß auf die Seite des linken Fußes und streck den rechten Arm in die Höhe. Stell dir vor, du schaust zu den Sternen und greifst nach einem Stern. Bleibt kurz so stehen und atmet ruhig.
6. Bring beide Hände und Füße wieder auf den Boden und schau zum Nabel (Hund).
7. Dreh die rechte Hüfte und den rechten Fuß eine Vierteldrehung nach links. Stell den linken Fuß auf die Seite des rechten Fußes und streck den linken Arm in die Höhe. Bleib kurz so stehen und atme ruhig.
8. Bring beide Hände und Füße wieder auf den Boden und schau zum Nabel (Hund).
9. Mach einen Schritt oder hüpf nach vorne und lege die Hände auf den Boden (Beuge vorwärts).
10. Komm langsam hoch, stell dich aufrecht hin, die Arme am Körper (Berg).
11. Wiederhole die Übung ein paar Mal.

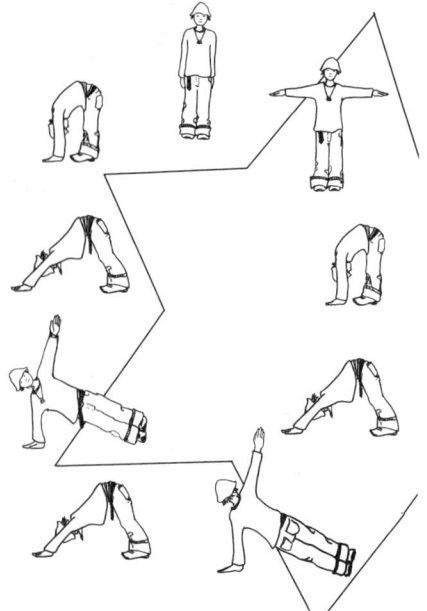

Erdgruß

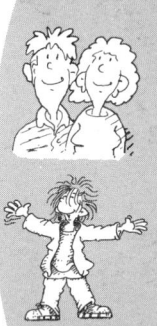

1. Stehe aufrecht hin, die Hände vor der Brust, die Finger nach oben gerichtet (Gebetsstellung).
2. Atme ein und strecke die Arme hoch über den Kopf.
3. Atme aus, drehe den Rumpf nach rechts und senke die Hände offen auf Schulterhöhe. Schaue auf die Finger der rechten Hand.
4. Atme ein, drehe dich zurück in die Mitte und strecke die Arme wieder über den Kopf.
5. Atme ein, beuge dich vornüber und lege die Hände auf den Boden (Beuge vorwärts).
6. Atme ein, komm langsam hoch und steh aufrecht, die Hände vor der Brust, die Finger nach oben gerichtet (Gebetsstellung).
7. Atme ein und strecke die Arme hoch über den Kopf.
8. Atme aus, drehe den Rumpf nach links und senke die Hände offen auf Schulterhöhe. Schaue auf die Finger der linken Hand.
9. Atme ein, drehe dich zurück in die Mitte und strecke die Arme wieder über den Kopf.
10. Wiederhole die Übung ein paar Mal.
11. Atme ein, beuge dich vornüber und lege die Hände auf den Boden (Beuge vorwärts).
12. Atme ein, komme langsam hoch und steh aufrecht, die Hände vor der Brust, die Finger nach oben gerichtet (Gebetsstellung).
13. Wiederhole die Übung ein paar Mal.

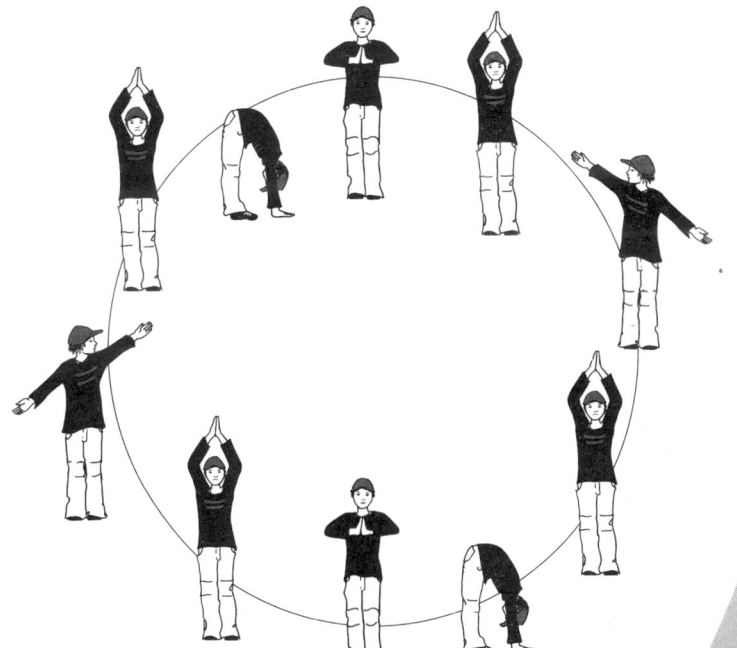

71

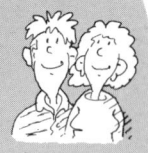

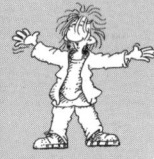

Himmelgruß

1. Stehe aufrecht mit gefalteten Händen auf dem Rücken.
2. Atme ein und strecke die Arme so weit als möglich hoch.
3. Atme aus und beuge dich in der Hüfte langsam nach vorn.
4. Halte den Atem an und lasse die Hände nach unten hangeln.
5. Atme ein und richte dich langsam mit einem runden Rücken auf zur Bergstellung.
6. Strecke die Hände, die Handflächen nach oben gerichtet, seitlich hoch bis über den Kopf.
7. Atme aus und führe die Arme, die Handflächen nach unten gerichtet, seitlich herunter (Bergstellung).
8. Wiederhole die ganze Übung ein paar Mal.

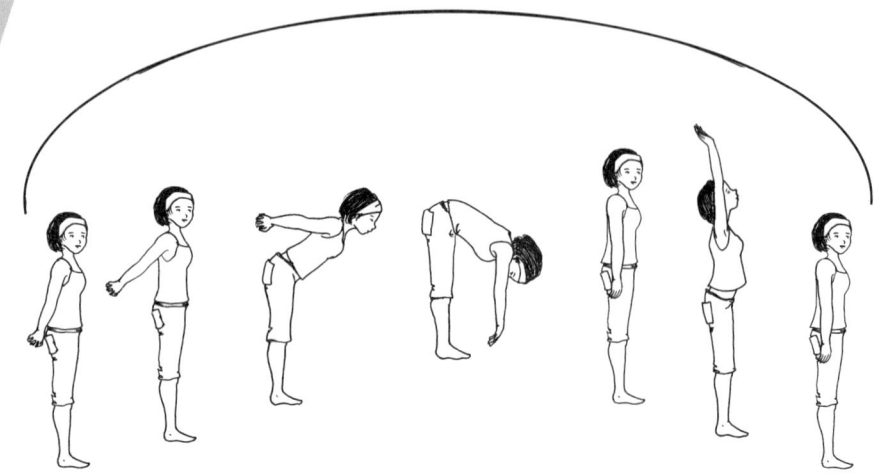

Teil 5
Atemtechnik
und Meditation

Atmen

Mit Hilfe der folgenden Übungen lernst du, deinen eigenen Atem zu erforschen. Du erfährst, welchen Einfluss Gedanken, Bewegung, Berührung und sinnliche Reize auf den Atemrhythmus haben können. Lasse den Atem kommen und gehen, nimm die Bewegung wahr, ohne sie zu steuern. Je mehr du dich auf deinen Atem konzentrierst, umso weniger störende Gedanken kommen auf und umso stiller wirst du innerlich. Es entsteht ein gesundes Gleichgewicht zwischen Körper und Geist.

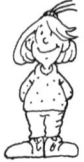

Atemgleichgewicht

- Setz dich hin und schließ die Augen.
- Halte eine Hand unter die Nase und spüre deinen Atem.
- Aus welchem Nasenloch kommt der Atem?
- Verschließ mit dem Daumen das rechte Nasenloch.
- Atme links ein, zähle dabei auf vier.
- Verschließe das linke Nasenloch mit dem Zeigfinger.
- Zähle auf vier, halte dabei den Atem an.
- Löse den Daumen, zähle auf acht und atme dabei aus.
- Atme auf vier rechts ein und verschließe die Nase wieder mit dem Daumen.
- Zähle auf vier, halte dabei wieder den Atem an.
- Löse den Zeigfinger, zähl auf acht und atme dabei aus.
- Wiederhole die Übung ein paar Minuten lang.
- Schließe die Übung ab und spüre ihr nach. Was nimmst du wahr?

Atem fühlen

- Lege dich hin und schließe die Augen.
- Ziehe die Beine an und stelle die Füße flach auf den Boden.
- Lege die Hände locker an die Kehle.
- Atme ruhig und fühle, wie die Luft fließt.
- Lege die Hände auf den unteren Brustkorb.
- Fühle, wie der Atem die Brust hebt und wieder sinken lässt.
- Lege die Hände auf den Bauch.
- Fühle, wie der Bauch sich hebt und senkt.
- Schließe die Übung ab und spüre ihr nach. Was nimmst du wahr?

Atemscan

- Lege dich hin und schließ die Augen.
- Richte deine Aufmerksamkeit auf dein linkes Bein und den linken Fuß.
- Atme dorthin.
- Richte den Atem auf die gleiche Weise zum rechten Bein und Fuß hin.
- Spürst du einen Unterschied vom linken zum rechten Bein?
- Gehe auf diese Art durch den ganzen Körper und versorge ihn mit Sauerstoff.
- Schicke den Atem in die Arme und Hände, den Bauch usw.
- Erfahre, wie es sich anfühlt, wenn du so deinen Atem schickst.
- Schließe die Übung ab und spüre ihr nach. Was nimmst du wahr?

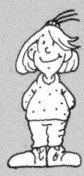

Atem hören

- Setze dich hin und schließe die Augen.
- Atme ein und bilde beim Ausatmen folgenden Laut: OOOO
- Wo im Körper spürst du das Vibrieren des Klangs?
- Mach nun abwechslungsweise einen der folgenden Klänge: AAAA, EEEE, IEIE, SSSS.
- Welche Unterschiede fühlst du zwischen den Klängen?
- Schließe die Übung ab und spüre ihr nach. Was nimmst du wahr?

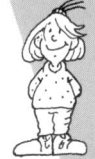

Atem zählen

- Lege dich hin und schließe die Augen. Atme in einem ruhigen Rhythmus.
- Beginne mit dem Zählen deines Atems:
  Einatmen, eins..., ausatmen, zwei...,
  Einatmen, drei..., ausatmen, vier...,
  Einatmen, fünf..., ausatmen, sechs...,
- Wenn du an etwas anderes denkst als deinen Atem oder etwas anderes fühlst als deinen Atem, konzentrier dich erneut auf deinen Atem...
  Einatmen, eins..., ausatmen, zwei..., usw.
- Schließe die Übung ab und spüre ihr nach. Was nimmst du wahr?

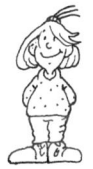

Entspannen

Stille und Ruhe sind für deinen Körper genau so wichtig wie Handeln und Bewegung. Yoga bezweckt das Entdecken deines Körpers mit Hilfe von Stellungen. Im Yoga helfen Entspannungsübungen, das Schöne an der Stille zu genießen.

Strecken

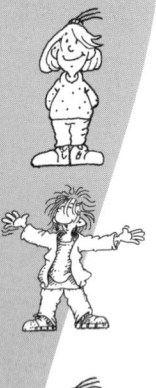

- Lege dich auf den Rücken.
- Bringe die linke Hand hoch und lege sie oberhalb des Kopfs auf den Boden.
- Strecke die linke Seite deines Körpers und bleib kurz in der Streckung.
- Führe die Hand zurück neben den Körper.
- Fühlst du einen Unterschied zwischen den beiden Seiten?
- Wiederhole die Übung an der rechten Körperseite.
- Schließe die Übung ab und spüre ihr nach. Was nimmst du wahr?

Heben

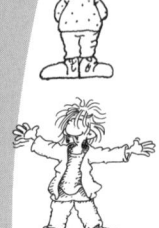

- Lege dich auf den Rücken.
- Hebe beim Einatmen abwechslungsweise verschiedene Glieder hoch.
- Beginn mit dem Kopf, dann linker Arm, rechter Arm, linkes Bein und rechtes Bein.
- Senk beim Ausatmen die Glieder langsam wieder auf den Boden.
- Schließe die Übung ab und spüre ihr nach. Was nimmst du wahr?

Drehen

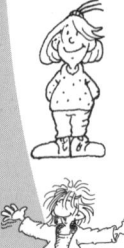
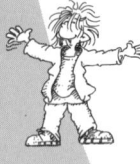

- Lege dich auf den Rücken.
- Lege die Arme seitlich auf Schulterhöhe auf den Boden.
- Ziehe die Beine an und setze die Füße flach auf den Boden.
- Bringe die Knie ruhig nach links auf den Boden, drehe dabei den Kopf nach rechts.
- Bleibe einen Moment so liegen und atme ruhig.
- Führe die Knie und den Kopf wieder zurück in die Mitte.
- Bringe nun die Knie nach rechts auf den Boden, dreh dabei den Kopf nach links.
- Wiederhole die Übung ein paar Mal.
- Schließ die Übung ab und spüre ihr nach. Was nimmst du wahr?

Mond

- Lege dich auf den Rücken.
- Hebe den Kopf und lege ihn etwas nach links gedreht wieder auf den Boden.
- Bring dein linkes Bein zur Seite, nimm das rechte Bein nach.
- Streck die Arme über den Kopf und beuge sie nach links.
- Der Rumpf bleibt an Ort.
- Atme ruhig in die linke Seite und bleib einen Moment so liegen.
- Komm zurück in die Ausgangsstellung.
- Wiederhole die Übung auf der anderen Körperseite.
- Welchen Unterschied fühlst du zwischen den beiden Seiten?
- Schließe die Übung ab und spüre ihr nach. Was nimmst du wahr?

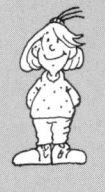
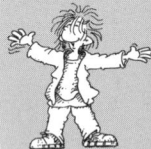

Frosch

- Lege dich auf den Rücken.
- Schließe die Augen.
- Ziehe die Knie an und lege die Fußsohlen gegeneinander.
- Lasse die Knie nach außen fallen.
- Strecke die Arme über den Kopf.
- Beuge die Ellbogen, so dass die Fingerspitzen einander berühren.
- Fühle, wie der Rücken den Boden berührt.
- Was nimmst du wahr?

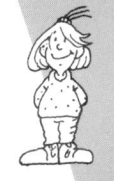
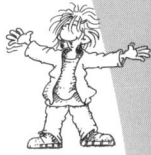

Spannen und entspannen

- Lege dich auf den Rücken.
- Spanne beim Einatmen abwechslungsweise die Muskeln verschiedener Körperteile.
- Beginne mit dem Gesicht, spanne dann den einen Arm, den anderen, die Beine usw.
- Löse beim Ausatmen die Spannung im jeweiligen Körperteil wieder.
- Zum Schluss werden alle Körperteile zugleich beim Einatmen angespannt und beim Ausatmen wieder gelöst.
- Wie fühlt sich dein Körper an? Was nimmst du wahr?

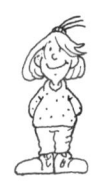
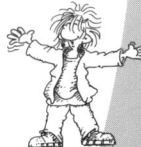

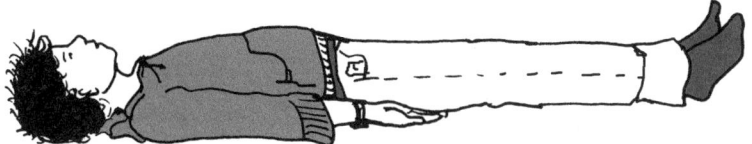

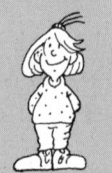

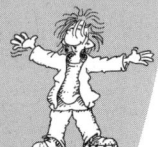

Beine heben

- Lege dich seitlich vor eine Wand, die Beine parallel zur Wand, den Oberkörper im 90°-Winkel abgedreht.
- Bring die Beine an der Wand hoch und drücke sie gestreckt an die Wand.
- Mit dem Rücken, den Schultern und dem Kopf liegst du auf dem Boden.
- Die Arme liegen entspannt am Körper.
- Das Gesäß ist so dicht als möglich an der Wand.
- Atme ruhig und bleib mit geschlossenen Augen einen Moment in dieser Stellung.
- Schließ die Übung ab und spüre ihr nach. Was nimmst du wahr?

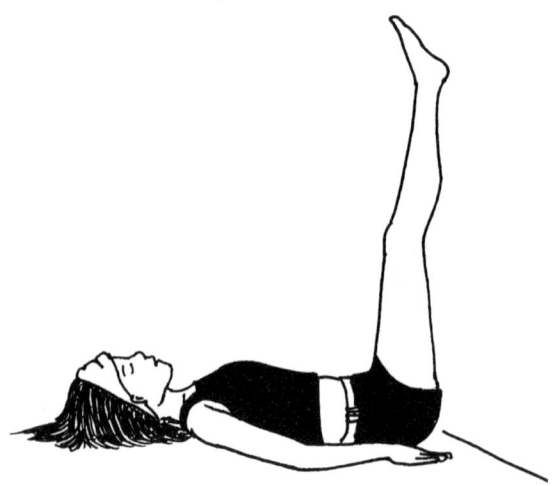

Meditieren

Geleitete Meditationen verbessern die Vorstellungskraft, was auf der Gefühlsebene das Gleichgewicht verstärkt. Mit der Konzentration auf Gedankenbilder schaffst du ein Gefühl, das dir hilft, mit Belastung besser umzugehen. Ein gutes Vorstellungsvermögen ist in der Schule bei der Vorbereitung auf Prüfungen vorteilhaft. Die Vorstellungskraft wird in der Meditation noch verstärkt, wenn im Hintergrund ruhige Musik spielt. Halt beim Vortragen der Meditationen nach jedem Satz kurz inne. Jede Meditation schließt mit einem positiven Gedanken ab, den du innerlich mehrmals wiederholen sollst. Die Teilnehmenden stehen, sitzen oder liegen in bequemer Stellung.

Berg

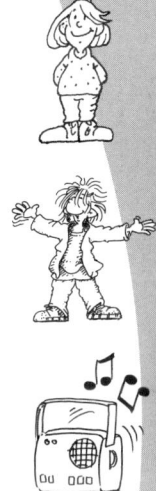

Stelle dich ruhig hin und schließe die Augen (Bergstellung).
Du stehst vor einem riesigen Berg.
Du bewunderst den Berg, seine Kraft und Unverrückbarkeit.
Stell dir vor, du bist dieser Berg.
Spüre, wie du kräftiger und stiller wirst.
Dein Körper verankert sich immer stärker im Boden.
Dein Körper ist kräftig und du ruhst vollkommen im Gleichgewicht.
Du hast Vertrauen in deine eigene Kraft.
Du bleibst unveränderlich, beständig, stabil, egal, was passiert.
Spüre, wie ruhig du geworden bist.
Komme nun langsam wieder zurück.
Bewege die Finger und Zehen.
Gähne laut und streck dich.
Fühle, wie du wieder ganz in deinen Körper zurückkehrst.
Öffne die Augen.
Wiederhole den Satz:
Ich steh mit beiden Füßen auf dem Boden!

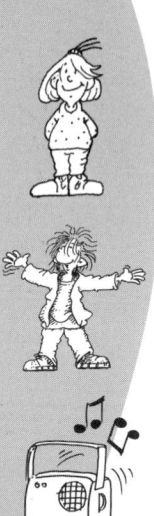

Meer

Lege dich bequem hin und schließe die Augen.
Du liegst am Strand.
Fühle den Sand unter deinem Körper.
Du schaust übers Meer.
Wellen kommen und gehen.
Das Meer nimmt, das Meer gibt ...
Atme aus und übergib dem Meer, was du loswerden willst.
Lass es vom Wasser wegspülen.
Atme ein und lass dir vom Meer bringen, was du brauchst.
Es wird still in deinem Kopf.
Spüre, wie ruhig du geworden bist.
Komme nun langsam wieder zurück.
Bewege die Finger und Zehen.
Gähne laut und streck dich.
Fühle, wie du wieder ganz in deinen Körper zurückkehrst.
Öffne die Augen.
Wiederhole den Satz:
Ich gebe und ich empfange!

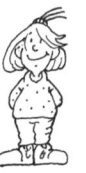

Wolken

Lege dich bequem hin und schließe die Augen.
Du liegst im Garten.
Spüre das Gras unter deinem Körper.
Du schaust nach oben.
Der Himmel ist mit Wolken bedeckt.
*Sie haben unterschiedliche Formen und Größen und verändern sich
ständig.*
Atme alles zur Wolke hin aus, was du loswerden willst.
Lass die Wolken wegtreiben, was du ausatmest.
Es wird still in deinem Kopf.
Spüre, wie ruhig du geworden bist.
Komme nun langsam wieder zurück.
Bewege die Finger und Zehen.
Gähne laut und streck dich.
Fühle, wie du wieder ganz in deinen Körper zurückkehrst.
Öffne die Augen.
Wiederhole den Satz:
Ich lasse los, was ich loswerden will!

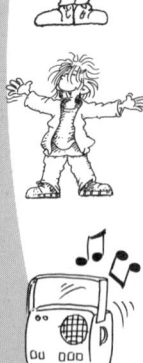

Feuer

Setze dich bequem hin und schließe die Augen.
Du sitzt am Lagerfeuer.
Du schaust in die Flammen.
Gibt es etwas, das du nicht mehr brauchst?
Wirf es ins Feuer. Es brennt.
Rauch steigt aus dem Feuer hoch.
Lasse einen Wunsch mit dem Rauch aufsteigen?
Atme ruhig ein und aus.
Bleib einen Moment am Feuer.
Spüre, wie ruhig du geworden bist.
Komme nun langsam wieder zurück.
Bewege die Finger und Zehen.
Gähne laut und streck dich.
Fühle, wie du wieder ganz in deinen Körper zurückkehrst.
Öffne die Augen.
Wiederhole den Satz:
Ich lasse meine Wünsche ans Licht!

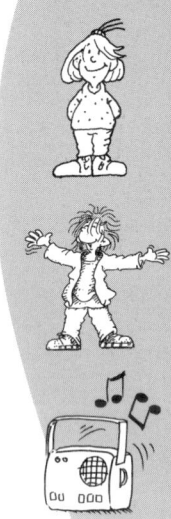

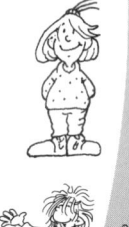

Wach werden

Nach Abschluss der geleiteten Meditation und dem Öffnen der Augen, dem Bewegen von Fingern und Zehen ist es angenehm, eine der folgenden Übungen zu machen, um wieder ganz im Jetzt zu sein.

Reiben

- Ziehe die Knie an und lege die Fußsohlen gegeneinander.
- Lege die Handflächen gegeneinander.
- Reibe gleichzeitig die Handflächen und die Fußsohlen gegeneinander.
- Mache das eine Weile.
- Strecke die Beine, schließe die Augen und lege die Hände auf die Augen.
- Fühle die Wärme deiner Hände auf den Augen.
- Schließe die Übung ab und streck die Beine.
- Öffne die Augen und komm langsam über die Seite hoch.

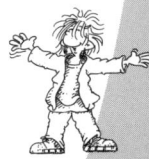

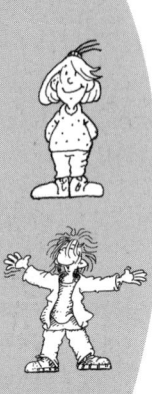

Wippen

- Ziehe die Knie zur Brust.
- Kreuze die Arme vor der Brust.
- Spüre, wie dein Rücken mehr und mehr in den Boden versinkt.
- Bleibe einen Moment so liegen und atme ruhig.
- Bewege deinen Körper rasch nach links und rechts.
- Schließe die Übung ab und strecke die Beine.
- Öffne die Augen und komme langsam über die Seite hoch.

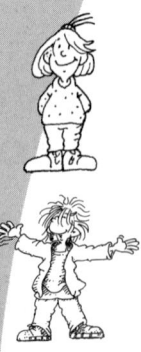

Drehen

- Ziehe die Knie an, umfasse mit den Händen die Knie.
- Drehe ein paar Mal nach rechts und links herum.
- Komme zurück in die Ausgangsstellung.

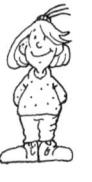

Schaukeln

- Ziehe die Beine hoch, bis über den Bauch.
- Kreuze die Beine, packe mit der linken Hand den rechten Fuß, mit der rechten Hand den linken Fuß.
- Schaukle ein paar Mal vor und zurück.
- Dann komm in den Schneidersitz.
- Schaukle ein paar Mal im Schneidersitz nach links und rechts.

Informationen und Literatur

www.swissyoga.ch

Schweizer Yogaverband
Association Suisse de Yoga
Associazione Svizzera di Yoga
Swiss Yoga Association
Seilerstraße 24
CH-3011 Bern
info@swissyoga.ch

Berufsverband der Yogalehrenden in Deutschland e.V.
Jüdenstraße 37
DE-37073 Göttingen
info@yoga.de
www.yoga.de

YOGA AUSTRIA-BYO
Berufsverband der Yogalehrenden in Österreich
Neustiftgasse 14/St. 2/II
A-1070 Wien
office@yoga.at
www.yoga.at

Docentenopleiding yoga voor jongeren
Kinderyoga docentenopleiding
Helen Purperhart
Yogacentrum Jip en Jan
info@kinderyoga.nl
www.kinderyoga.nl

Illustrator B@rbara
Barbara van Amelsfort
one4barbara@gmail.com
www.rbara.nl

Alphabetisches Übungsverzeichnis

Yoga-Übungen	Seite	Gruppe	Platzbedarf	Körperkontakt	Musik	Fortgeschrittene
Adler	38	individuell				
Arme	31	individuell				
Arme heben	60	als Paar	X			
Atem fühlen	74	individuell				
Atem hören	75	individuell				
Atem zählen	75	individuell				
Atemgleichgewicht	74	individuell				
Atemscan	75	individuell				
Augen	30	individuell				
Bauch	32	individuell				
Baum	39	individuell				
Becken	32	individuell				
Beine	33	individuell				
Beine heben	60	als Paar	X	X		
Beine heben	78	individuell	X			
Berg	28/79	individuell	X		X	
Bogenschütze	39	individuell				
Boot	40	individuell				
Brücke	40	individuell	X			
Brustkorb	32	individuell				
Delfin	42	individuell	X			
Diamantsitz	29	individuell				
Doppelte Drehung	64	als Paar		X		
Doppelte Kerze	62	als Paar	X	X		X
Doppelte Schildkröte	64	als Paar	X	X		
Doppelter Baum	63	als Paar		X		
Doppelter Pflug	65	als Paar	X	X		X
Doppelter Tänzer	61	als Paar	X	X		
Doppeltes Boot	63	als Paar	X	X		
Doppeltes Kamel	62	als Paar	X	X		
Drehen	76/82	individuell	X			
Erdgruß	71	individuell	X			
Eule	55	individuell				
Feuer	81	individuell	X		X	
Finger	34	individuell				
Fisch	55	individuell	X			

Yoga-Übungen	Seite	Gruppe	Platzbedarf	Körperkontakt	Musik	Fortgeschritten
Flugzeug	56	individuell				
Frosch	77	individuell	X			
Füße	36	individuell				
Gesäß	33	individuell				
Halbmond	43	individuell	X			
Hals	31	individuell				
Hände	32/34	individuell				
Hände heben	61	als Paar	X	X		
Handgelenke	35	individuell				
Heben	76	individuell	X			
Heuschrecke	52	individuell	X			
Himmelgruß	72	individuell	X			
Holzhacker	44	individuell				
Hüften	36	individuell				
Hund	44	individuell	X			
Kamel	46	individuell				
Kaninchen	47	individuell	X			
Katze	46	individuell				
Kerze	45	individuell	X			X
Knie	35	individuell				
Kopf	30/34	individuell				
Krähe	48	individuell				
Krieger I	48	individuell				
Krieger II	49	individuell				
Krieger III	49	individuell				
Kuh	47	individuell				
Löwe	50	individuell				
Maus	50	individuell				
Meer	80	individuell	X		X	
Mond	77	individuell	X			
Mondgruß	69	individuell	X			
Mund	31	individuell				
Nase	31	individuell				
Ohren	30	individuell				
Pflug	51	individuell	X			X
Rad	57	individuell	X			